乳腺疾病的饮食调控

吴高松　卢　芳○主编

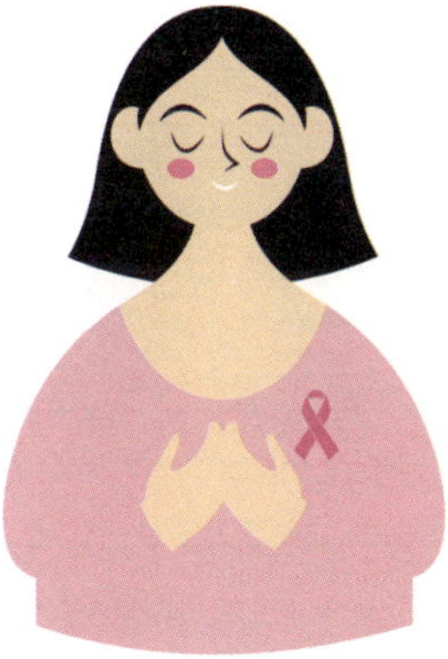

长江出版传媒
湖北科学技术出版社

图书在版编目（CIP）数据

乳腺疾病的饮食调控 / 吴高松，卢芳主编. -- 武汉 :
湖北科学技术出版社，2024. 12. -- ISBN 978-7-5706
-3741-6

Ⅰ. R247.1

中国国家版本馆 CIP 数据核字第 2024AS4716 号

乳腺疾病的饮食调控
RUXIAN JIBING DE YINSHI TIAOKONG

策　　划：冯友仁　　　责任校对：王　璐
责任编辑：陈中慧　程玉珊　　　封面设计：张子容

出版发行：湖北科学技术出版社
地　　址：武汉市雄楚大街 268 号（湖北出版文化城 B 座 13—14 层）
电　　话：027-87679468　　　邮　　编：430070

印　　刷：武汉科源印刷设计有限公司　　　邮　　编：430299

880 毫米 ×1230 毫米　1/32　5 插页　4 印张　100 千字
2024 年 12 月第 1 版　　　2024 年 12 月第 1 次印刷
定　　价：35.00 元

《乳腺疾病的饮食调控》

编 委 会

主　编　吴高松　武汉大学中南医院
　　　　卢　芳　武汉大学中南医院
副主编　李　璇　武汉大学中南医院
　　　　褚文丽　武汉大学中南医院
　　　　张春华　武汉大学中南医院
编　委　（按姓氏拼音排序）
　　　　陈琛琛　宜昌市中心人民医院
　　　　陈凤琦　武汉大学中南医院
　　　　陈　茜　孝感市中心医院
　　　　陈晓祥　襄阳市中心医院
　　　　程玉萍　武汉大学中南医院
　　　　戴淑娟　武汉大学中南医院
　　　　方　超　武汉大学中南医院
　　　　胡　梅　武汉大学中南医院
　　　　胡梦媛　武汉大学中南医院
　　　　黄　琦　武汉大学人民医院
　　　　黄　倩　武汉市中西医结合医院
　　　　黄若兰　武汉大学中南医院

雷　珍　天门市第一人民医院
李甜甜　武汉大学中南医院
李　洋　武汉大学中南医院
李珍兰　鄂州市中医医院
刘佳铭　武汉大学人民医院
刘　敏　武汉大学中南医院
刘茜茜　武汉大学中南医院
刘圣瑶　恩施土家族苗族自治州中心医院
刘思奇　武汉大学中南医院
刘雨晨　武汉大学中南医院
罗妮娜　襄阳市第一人民医院
罗　旋　武汉大学中南医院
闵思敏　孝感市中心医院
潘　虹　武汉市中心医院
彭青梅　荆门市中心医院
彭文茜　武汉市中西医结合医院
宋元一　武汉大学中南医院
汤承云　湖北民族大学附属民大医院
唐玉婷　襄阳市第一人民医院
汪金凤　宜昌市中心人民医院
王　凡　红安县人民医院
王海萍　襄阳市第一人民医院
王　敏　武汉大学中南医院

王自芳　荆门市中医医院
文小可　武汉市普仁医院
徐惠丽　襄阳市第一人民医院
闫　洁　红安县人民医院
杨金芳　襄阳市第一人民医院
姚红梅　武汉大学中南医院
余　晖　武汉大学中南医院
余　英　宜昌市中心人民医院
张　君　宜昌市中心人民医院
张　盼　武汉大学中南医院
张雪芹　湖北民族大学附属民大医院
章　洁　武汉大学中南医院
郑　莉　武汉市中西医结合医院
朱亚莉　湖北民族大学附属民大医院
邹　敏　武汉大学人民医院

本著作由湖北省乳腺甲状腺学会资助出版。

主编简介

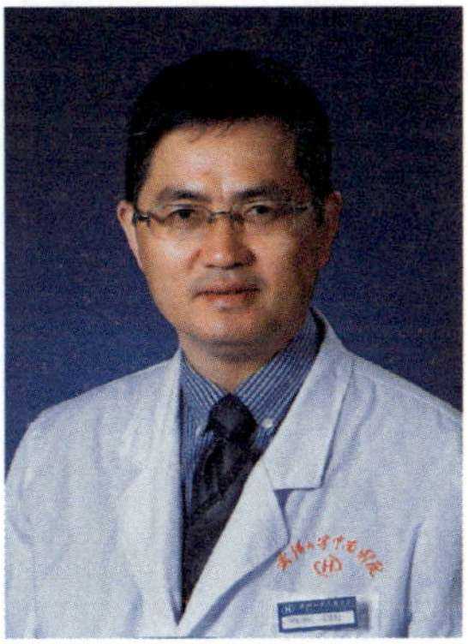

吴高松　美国约翰斯·霍普金斯大学博士后。武汉大学中南医院肿瘤医院副院长、武汉大学中南医院甲状腺乳腺外科主任。教授，博士研究生导师。

中国医疗保健国际交流促进会循证医学分会乳腺甲状腺疾病学部主任；中国研究型医院学会甲状腺手术学组副组长。湖北省乳腺甲状腺学会会长兼理事长；湖北省乳腺甲状腺学会甲状旁腺分会主任委员；湖北省乳腺甲状腺学会乳腺炎性疾病分会主任委员。武汉医学会甲状腺乳腺疾病分会主任委员。

主编《甲状腺乳腺外科学》。以第一完成人获中华医学科技奖、湖北省科学技术进步奖一等奖等多种奖项；发表学术论文 200 余篇，其中 SCI 论文 100 余篇。改进多项乳腺、甲状腺、甲状旁腺外科临床实践技术。

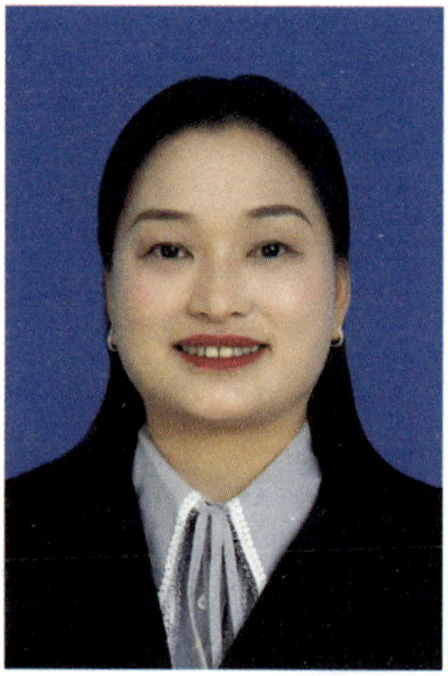

卢　芳　主管护师，武汉大学中南医院甲状腺乳腺外科护士长、伤口造口护理小组组长，从事临床护理、护理管理及教学工作近30年。

湖北省乳腺甲状腺学会副秘书长、理事、护理分会主任委员，湖北省抗癌协会乳腺癌专业委员会乳腺癌康复护理学组副组长，湖北省乳甲外科医疗质量控制中心护理质量安全管理小组副组长，湖北省临床肿瘤学会护理专家委员会伤口造口失禁护理专业委员会副主任委员，湖北省科学技术协会委员。

主译专著《外科护理学》《甲状腺和甲状旁腺超声与超声引导FNA》，主编《甲状腺疾病的饮食调控》，作为副主编参编专著3部，作为编委参编专著5部。发表核心论文30余篇，获得专利3项。

前　言

乳腺疾病，一直以来备受关注。随着现代生活节奏的加快、工作压力的增大以及环境因素的改变，乳腺疾病的发病率呈上升趋势。这不仅给患者的身心健康带来极大的困扰，也对家庭和社会造成了一定的负担。

在乳腺疾病的预防和治疗过程中，饮食调控的作用不容忽视。越来越多的研究表明，合理的饮食习惯可以帮助调节内分泌，增强身体免疫力，从而有效预防乳腺疾病的发生。同时，对于已经有乳腺疾病的患者来说，科学的饮食调控也可以达到辅助治疗、促进康复的目的。

本书旨在为广大读者提供一本全面、系统、实用的饮食调控指南。本书详细介绍乳腺疾病的发病机制和临床表现，并结合最新的科研成果和临床经验，针对常见乳腺疾病，如乳腺增生、乳腺纤维腺瘤、乳腺炎、乳腺癌等，为读者提供科学、合理的饮食建议，帮助大家更好地了解乳腺疾病的饮食调控知识。

在编写过程中，编者力求语言通俗易懂、内容准确科学，希望通过简洁明了的语言，将乳腺疾病的科普知识传达给广大读者。同时，本书也注重引用最新的医学研究成果和临床经验，以确保内容的科学性和实用性。

本书内容全面、系统、实用，既适合乳腺疾病患者阅读，也适合关注健康的读者参考。希望通过阅读本书，读者能够全面了解乳腺疾病的饮食调控知识，掌握科学的饮食原则和方法，从而更好地守护自己的乳腺健康。

吴高松

2024 年 5 月

目　录

第一章　了解你的乳房

一、乳房的形态是怎样的?

乳房的大小与形态，主要受脂肪数量与分布的影响，还与种族、年龄与哺乳等因素有关。成年人乳房根据胸部隆起的形状，分为多种形态，如半球形、下垂形、八字形、钟形等，左右也可大小不一。

世界上没有两片相同的树叶，也没有两个形态一样的乳房，以上每种形态都是正常的。不过，当乳房的形态、大小等出现不同寻常的改变时，则可能表示它出现了一些问题。

二、乳房的位置在哪里?

乳房的正常位置：乳房位于胸前部，胸大肌和胸筋膜的表面，上起第 2 ～ 3 肋，下至第 6 ～ 7 肋，内侧至胸骨旁线，外侧可达腋中线。胸大肌前面的深筋膜与乳腺体后面的包膜之间为乳腺后间隙。

乳头位置：第 4 肋间或第 5 肋间水平。

三、乳房的基本结构是什么样的?

乳房主要由乳头、乳晕、腺体、导管、脂肪组织、纤维组织等构成，其内部结构像一棵倒着生长的小树。

（1）乳头和乳晕：乳头隆起于乳房表面的中央，表皮很薄，对雌激素非常敏感。其周围皮肤有明显的色素沉着，色泽较深称为乳晕。乳头、乳晕部含有较多的平滑肌纤维，收缩时可使乳头勃起、变小、变硬，并在哺乳时可挤压导管排出乳汁。乳晕区的皮肤含有丰富的皮脂腺，又称乳晕腺，较大而浅表，呈结节状隆起于皮肤表面，妊娠及哺乳期尤为明显，其具有保护皮肤、润滑乳头及婴儿口唇的作用。

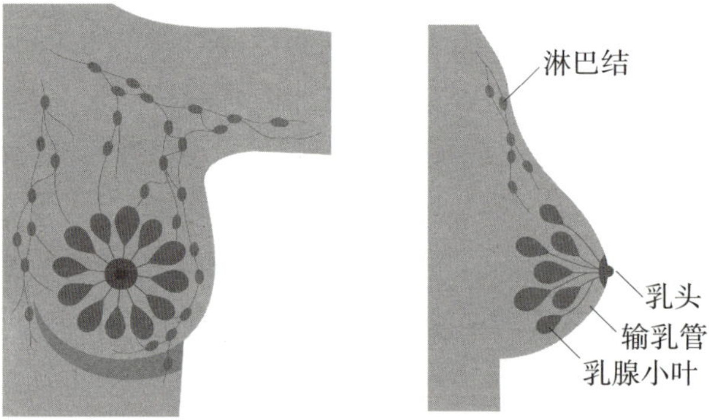

（2）腺体：成人乳腺有 15 ～ 20 个腺叶，每一腺叶可分成许多腺小叶，腺小叶由小乳管和相应的腺泡组成，一个乳房的腺叶数目是固定不变的，但腺小叶的数目和大小却可有很大的变化。

（3）导管：每一腺叶有其相应的导管系统，多个小乳管汇集成小叶间乳管，多个小叶间乳管又汇成一根输乳管。输乳管有 15 ～ 20 根，以乳头为中心呈放射状排列，汇集于乳晕，开口处在乳头，称为输乳孔。

（4）脂肪组织：乳房内脂肪组织的多少是决定乳房大小的主要因素之一。整个乳房除乳晕外均为一层脂肪组织所包围，脂肪层的厚薄因年龄、生育等因素而导致个体差异很大，脂肪层较厚时乳腺触诊呈均质感，较薄时由于直接触及腺体呈结节感。

（5）纤维组织：被完整地包裹在浅筋膜的浅、深层之间。在乳腺小叶间垂直行走并互相搭连成网状的纤维组织束，称为乳腺悬韧带，它可以对乳腺起固定作用，可使乳房既有一定的活动度，在直立时又不至于明显下垂。在病理上，若肿瘤或其他病变侵犯该韧带时，可使之收缩，引起皮肤粘连或凹陷。

四、乳房有什么功能？

泌乳、哺乳：女性乳房是制造、分泌乳汁的器官。乳房发育成熟之后便具备了泌乳功能，如果怀孕，乳腺腺泡和导管受内分泌激素的影响开始发育，腺泡分泌的乳汁通过输乳管从乳头流出，从而进行哺乳。

第二性征：一般来讲，女性乳房在月经初潮之前 2 ～ 3 年即已开始发育，也就是说在 10 岁左右就已经开始生长，是最早出现的第二性征，是女性青春期开始的标志。

五、乳房与雌激素有什么关系？

首先，雌激素由卵泡细胞产生，是与存在于乳腺上皮细胞内的雌激素受体相结合后刺激乳房生长、发育最重要的激素。在女性青春期和妊娠期，雌激素的水平会显著升高，促进乳房的增大和乳腺管道的分支生长，为哺乳做好准备。

其次，雌激素是一种生理性激素，一般以相对恒定的速度和一定的节律释放。如果激素水平持续升高，雌激素对乳腺上皮的刺激时间就会延长，继而影响体内的内分泌环境，就可能诱发细胞恶变，导致乳腺癌。

此外，雌激素对全身，特别是对女性生殖系统的发育，以及对蛋白质合成、水钠潴留、钙的沉积均有重要作用。

因此，对女性来说，雌激素作用非常大。但雌激素就像是一把“双刃剑”，水平过高或过低都会对身体造成不利影响。

六、乳房对人的生长发育有什么影响?

雌激素促进了乳房的发育，包括腺小叶、乳管、脂肪组织和纤维组织，并可促进乳腺导管的上皮增生，促使乳管及小叶周围结缔组织发育，使乳管延长并分支，进而促进了女性第二性征的发育和维持。

女性正常乳房发育时间是什么年龄呢?

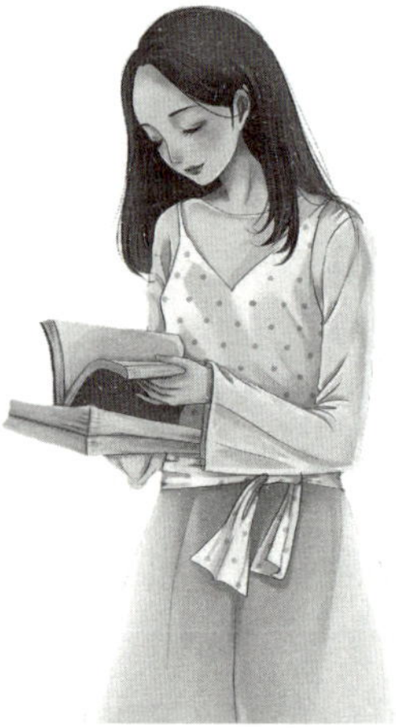

女性乳房发育一般始于青春期，在 9 ～ 10 岁；到 10 ～ 11 岁，乳腺开始慢慢增生，此时会形成一个小小的乳核，用手可触摸到小硬块，而且会有胀痛感、压痛感；到 12 ～ 13 岁，乳房的皮下脂肪增厚，乳腺管也逐渐增多，再加上此时卵巢开始分泌雌激素，会使乳房慢慢隆起、增大，与此同时，乳晕的颜色也会逐渐变深，乳房局部的黑色素沉淀愈多，颜色愈深。此后，乳房会随着年龄的增长慢慢发育成熟。据统计，我国女性乳房开始发育的平均年龄在 8.6 ～ 10 岁，如果发现女孩乳房发育年龄早于这个时间范围，特别是早于 8 岁时，一定要重视。

乳房发育时间过早，主要存在两大伤害。

从生理上看：早熟儿童受体内性激素的影响，体格发育过快，且骨龄发育超前，骨骺线也会比同龄儿童闭合早，这会导致孩子的生长周期被压缩，成年后的身高可能会低于正常青春期发育的同龄人。

从心理上看：早熟儿童的第二性征虽然已经出现，可是其心智和认知水平、智力发育水平还未成熟，乳房过早发育可能会给儿童带来心理障碍，认为这是一件不好的事情，从而产生自卑心理，严重影响学习和生活。

对于正处于生长发育期的儿童，父母要注意保证饮食均衡。在确保满足身体增长需求的同时，也要避免出现营养过剩的情况。对于即将进入青春发育期的孩子，家长平时应注意孩子的生长发育情况。如果出现了提前发育的现象，可以去专业医院评估干预。如果孩子属于正常的青春期发育，可以适当地告诉她们一些生理卫生知识，消除其思想顾虑、减轻其思想负担，同时也可指导她们挑选、穿戴内衣及护理胸部的方法。

第二章　了解你的乳房变化

一、乳房疼痛是怎么回事?

乳房疼痛是乳腺疾病常见症状之一，常见于急性乳腺炎、乳腺癌、乳腺囊性增生病等疾病，可伴发乳房胀痛、皮肤红肿、发热、橘皮样表现、乳头凹陷、乳房肿块、寒战、高热等多种症状，影响患者的日常生活。

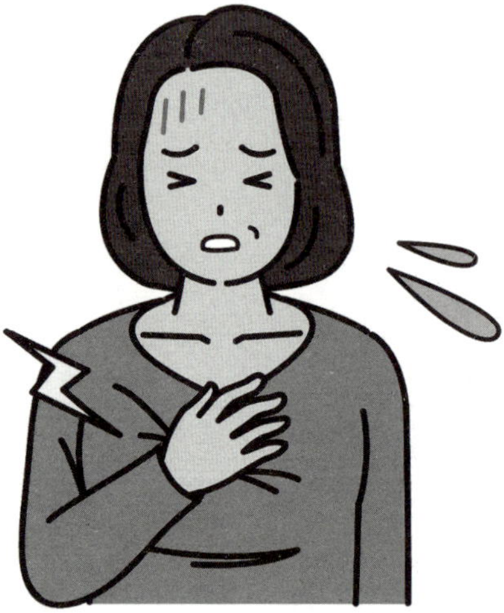

引起乳房疼痛的原因很多，绝大多数是生理性因素，也有其他疾病。

(一)与乳房疼痛相关的生理性因素

(1)部分女性在进入青春期后，随着乳房发育，月经来潮，可能产生乳房疼痛，往往在月经前 1 周加重，月经来潮后减轻或缓解，可能与体内的激素周期变化有关。

（2）孕期妇女也有可能发生乳房疼痛，可能与激素水平升高有关。

（3）哺乳期妇女乳房疼痛，常见原因为乳头破损、乳汁未排空等。哺乳期妇女常由于乳汁未及时排空、乳头损伤等原因造成急性乳腺炎，多发生在产后 3 ～ 4 周，其中初次生产的妇女最为常见，表现为患侧的乳房红、肿、热、痛，严重者可有寒战、高热、脉搏加快等症状，甚至可形成脓肿。若出现以上情况，建议及时就医。

（二）与乳房疼痛相关的疾病

1. 伴有炎症表现的乳房疼痛

常见于哺乳期妇女，表现为一侧或双侧的乳房红、肿、热、痛，伴有寒战、高热等情况时，常见疾病为急性乳腺炎，或是形成破溃的乳腺癌等。

2. 伴有肿块的乳房疼痛

患者常表现为轻度的一侧乳腺疼痛，同月经周期相关时常为乳腺囊性增生病。如果患者伴发皮肤呈橘皮样、乳头凹陷等症状时，常见于乳腺癌。

3. 同月经周期相关的乳房疼痛

患者表现为一侧或双侧的乳房胀痛和肿块，胀痛一般在月经前加重，月经过后减轻。常见疾病为乳腺囊性增生病。

4. 男性的乳房疼痛

患者常表现为乳房增大、疼痛。与内分泌紊乱有关，如使用雌激素、肾上腺皮质功能亢进、肝硬化等。

5. 其他原因的乳房疼痛

如冠心病、心肌炎等心血管疾病，因其疼痛位置处于心胸部位，患者有可能误将其当作乳房疼痛。此外，因某些撞击引起的乳房破损、淤血等外伤情况，也可能导致乳房疼痛。

二、乳房发痒怎么办?

乳房发痒是指发生于乳房部位的一种不适感，即皮肤或黏膜受刺激时引起的想抓挠的感觉。其原因有多种，疾病因素有乳房瘙痒症、胸部痤疮、乳腺炎等。此外，还与环境因素、生活方式等有关。

（一）可能与乳房发痒有关的疾病

（1）乳房皮肤疾病：如乳房瘙痒症、特应性皮炎、胸部痤疮、乳房湿疹等。

（2）感染：如乳房真菌感染、乳腺炎等。

（3）乳腺肿物：如乳房湿疹样癌、乳腺良性结节、乳腺囊肿等。

（4）其他：如乳房部位的静脉曲张、局部神经病变、过敏等。

因月经前后和妊娠期身体激素水平改变，部分女性会出现乳房胀痛现象，也有部分女性可出现乳房发痒。此外，精神因素也可引起乳房发痒，如癔症。

对青霉素过敏者，可因误用此类药物导致乳房发痒。或因其他药物过敏导致药疹而出现乳房发痒。

（二）可能与乳房发痒有关的生活方式

（1）喜食鱼、虾、牛肉、羊肉等。

（2）使用某些化妆品或者肥皂，对服装上某些合成纤维过敏等。

（3）局部刺激：乳汁刺激、婴儿吮吸乳头的物理刺激、乳房局部潮湿多汗、长期穿紧身内衣等。

（三）乳房发痒的居家治疗方法

（1）饮食应以清淡为主，避免食用辛辣、油腻、刺激的食物。

（2）保证充分的休息、睡眠时间。

（3）注意乳房卫生和保护，避免搔抓，忌用肥皂和热水洗澡。

（4）贴身衣服避免化纤织物，应使用纯棉制品。

（四）乳房发痒的专业治疗

1. 乳房湿疹

常用全身药物治疗，包括抗组胺药，如苯海拉明、西替利嗪，还有维生素 C、钙剂等；如合并感染还可应用抗生素如青霉素、头孢菌素等，一般不建议系统使用糖皮质激素。另外，根据湿疹的阶段不同，所用药物有所差别。

（1）急性期无渗出或渗出较少可用糖皮质激素霜剂，渗出多者可用 3% 硼酸溶液。

（2）亚急性期可用糖皮质激素乳剂、糊剂。

（3）慢性期选用软膏、硬膏。

2. 乳房湿疹样癌

外科手术是本病的首选治疗方式。手术方式为乳腺癌改良根治术，乳房内有肿块时，治疗方案同一般乳腺癌。一般预后良好。

3. 乳腺炎

（1）哺乳期乳腺炎需尽早行药物治疗，常用药物有青霉素、头孢菌素、红霉素等抗生素。如脓肿形成，则需手术治疗。

（2）非哺乳期乳腺炎以手术治疗为主，但需根据不同类型选择合适的治疗方法。常用手术方式有脓肿切开引流术+病灶清除探查术或直接行病灶扩大切除探查术。

4. 痤疮

（1）胸部痤疮通常按照身体痤疮治疗。

（2）日常注意皮肤卫生，用温水和无刺激性沐浴露清洗，不用手挤压，少吃油腻、辛辣食物和甜食即可。

（3）若经常反复发作，可口服硫酸锌片、异维A酸等治疗。

（4）但是异维A酸在怀孕期间服用，易引起胎儿畸形，所以在治疗时应与医生充分沟通，避开备孕期与妊娠期。

三、发现乳房肿块怎么办？

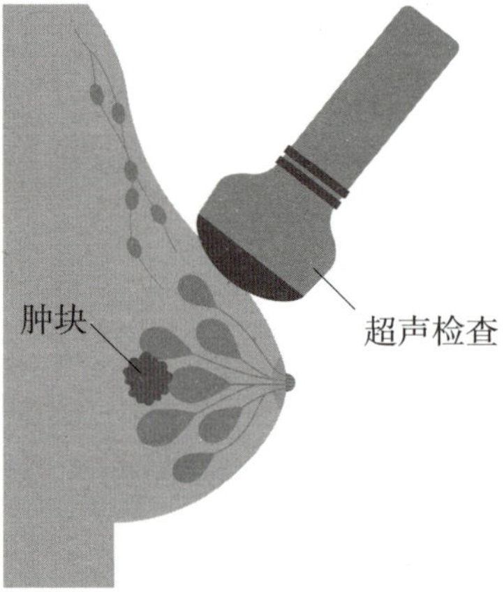

乳房肿块是指存在于乳房内部、与周围组织感觉不同的组织结构增厚或隆起，是乳腺疾病的常见体征。大多数乳房肿块是良性的，但患者发现肿块后常因担心是恶性病变而焦虑。此时应及时就医，请专业医师评估肿块性质并排除癌症诊断，同时给予准确的诊断及治疗方案。

（一）区分乳房肿块性质的方法

乳房肿块按照病理性质可分为良性和恶性两类，可通过活组织检查区分。

1. 良性肿块

生长速度缓慢，肿块表面光滑，质地软，形状规则，边缘清楚，容易在乳房内移动，一般情况下，淋巴结无肿大表现。

2. 恶性肿块

生长速度迅速且肿瘤细胞可无限增殖，肿块表面粗糙、不光滑，形似毛刺状，质地硬，常发生粘连，区域淋巴结可能肿大。

（二）引起乳房肿块的原因

常见的是乳腺囊肿、良性及恶性的乳房肿瘤、乳腺感染等疾病因素。另外，服用雌激素、长期心情不畅以及高脂饮食等因素，也可引起乳房肿块。研究表明，服用雌激素是造成乳腺囊肿的重要原因，而乳腺囊肿是导致乳腺肿块的常见病因。

（三）发现乳房肿块后的处理

当乳房肿块发生在月经来潮前 4 ～ 5 天，且随月经退潮症状消失，一般是生理性乳腺增生造成的，不必做特殊处理。当乳房肿块伴随出现以下症状时，患者应及时到医院就诊。

（1）肿块质地坚实或位置固定。

（2）肿块持续存在 4 周以上。

（3）乳房大小、形状或乳房上的皮肤发生变化，如发红、结痂、凹陷或皱褶。

（4）乳头有分泌物，有时可能是血迹。

（5）乳头开始逐渐向内转（乳头内陷）。

（6）腋窝里存在肿块并逐渐增大等。

日常应定期对乳房进行自我检查，发现乳房肿块时不必过分紧张，及时就医，当检查证实不是乳腺癌时或乳腺癌治疗后，都应遵照医嘱定期随访。

四、乳头内陷怎么办?

乳头内陷是女性乳房常见的畸形症状之一。正常的乳头呈柱状突出于乳晕中央，若乳头低于乳晕平面则可诊断为乳头内陷。严重者乳头外观缺失，完全陷于乳晕平面之下，呈火山口样畸形。

（一）乳头内陷的类型

1. 先天性

大多数乳头内陷为先天性，往往有家族遗传史，以双侧多见。因乳头、乳晕的平滑肌发育不良，乳头下缺少支撑组织所致。

2. 后天获得性

常因外伤或手术、乳腺肿瘤以及乳腺炎后内部纤维增生牵拉乳头所致，多为单侧。

（二）乳头内陷的诱发因素

主要是针对后天获得性乳头内陷而言：部分青春期女性因

文胸选择不当使乳头受压，影响发育，导致乳头内陷；此外，乳腺炎症、外伤、手术、感染、妊娠或肿瘤等因素也可诱发乳头内陷。

根据内陷程度不同分为三度。

Ⅰ度：乳头较容易挤出，无回缩，乳头颈部存在，乳头大小与常人无异，乳头下方无或少量纤维化。

Ⅱ度：乳头可以挤出，但有回缩倾向，乳头较正常小，多数无乳头颈部，乳头下方呈中等程度纤维化。

Ⅲ度：完全埋于乳晕下方，乳头很难挤出，乳头下方纤维化明显，乳腺导管明显缩短。

（三）乳头内陷的危害

内陷的乳头易积存污垢和油脂，伴发感染、异味；长期慢性炎症刺激乳头会形成针尖样赘生物；乳头内陷还会影响胎儿吮吸，造成哺乳困难，乳汁不能及时排出造成淤积，继发乳腺炎、乳房脓肿。

（四）发现乳头内陷后的处理

先天性乳头内陷应明确是否需要进行整形治疗，乳头内陷女性产前应前往医院就诊，明确是否影响乳汁正常分泌；产后乳头内陷应及时就医，避免因乳汁堆积造成乳腺炎；继发性乳头内陷应及时就诊明确病因。

五、乳头溢液怎么办?

乳头溢液是乳腺疾病的常见症状，可分为生理性溢液及病理性溢液。生理性溢液是指妊娠和哺乳期的泌乳现象、口服避孕药或镇静药引起的双侧乳头溢液及绝经后妇女单侧或双侧少量溢液等。病理性溢液是指非生理情况下，一侧或双侧来自一个或多个导管的间断性、持续性，从数月到数年的乳头溢液。

（一）乳头溢液的病因

（1）脑疾病或脑垂体病变，如间脑及其附近组织肿瘤、催乳素腺瘤、松果体瘤、垂体功能亢进、肢端肥大症等。

（2）内分泌系统疾病，如原发性甲状腺功能减退、肾上腺瘤等。

（3）胸部疾病，如慢性乳腺炎、胸部带状疱疹等。

（4）药物的副作用，如氯丙嗪、吗啡、利血平、吗丁啉、甲氧氯普胺以及避孕药等激素类药物，可引起人体的内分泌功能紊乱、刺激催乳素分泌，导致乳房溢液。

（5）乳房的局部刺激和全身的应激反应，如经常玩弄或吸吮乳头、严重的精神创伤等因素，也可导致催乳素出现一过性增高而引发乳房溢液。

（二）与乳头溢液有关的乳房疾病

1. 乳腺导管扩张症

有此病的部分患者首发症状为乳头溢液。溢液的颜色多为棕色，少数为血性。此病好发于 40 岁以上非哺乳期或绝经期妇女。发生溢液的乳晕区有与皮肤粘连的肿块，直径常小于 3cm，同侧腋窝淋巴结可肿大、质软、有触痛。

2. 导管内乳头状瘤

此病以 40 ～ 50 岁者多见，瘤体多发生在邻近乳头的部位，瘤体很小，带蒂并有绒毛，还有很多壁薄的血管，故易出血。触诊患者乳房，有时可发现乳晕下有樱桃大的肿块，质软、光滑、活动。

3. 乳腺癌

部分乳腺癌患者有鲜红或暗红色的乳头溢液，有时会产生清水样溢液，无色透明，偶有黏性，溢出后不留痕迹。发病年龄多在 45 ～ 54 岁。患者在无意中可发现乳房肿块，多位于内上限或外上限，无痛，渐大。晚期病变部位出现橘皮样皮肤改变及卫星结节。腋窝淋巴结肿大、质硬，随病程进展彼此融合成团。

4. 乳腺囊性增生病

育龄妇女多见。部分患者乳头溢液为黄绿色、棕色、血性或无色浆液样。此病有两个特点：一是表现为乳房周期性胀痛，好发或加重于月经前期。二是乳房肿块常为多发，可见于一侧或双侧，也可局限于乳房的一部分或分散于整个乳房。肿块呈结节状且大小不一，质韧不硬，与皮肤无粘连，与周围组织界限不清，肿块在月经后可有缩小。

5. 催乳素瘤

催乳素瘤是垂体瘤的一种，在泌乳的同时常合并闭经、不孕症状，肿瘤持续增大，可出现头痛、恶心、呕吐等症状。

（三）发现乳头溢液后的处理

若乳头溢液程度轻，且仅在妊娠或者产后哺乳期溢出乳汁，哺乳期后能自行缓解，可居家观察。当溢液无法自行缓解，或症状逐渐加重，甚至溢出血性液体，或伴随其他严重症状，包括乳头疼痛、寒战、高热等表现，应及时前往医院规范治疗，不应自行用药。按照可引起乳头溢液的疾病分类而进行相应治疗。

第三章　乳腺疾病的检查

一、常见的乳腺疾病有哪些？

（1）乳腺增生。

（2）乳腺纤维腺瘤。

（3）乳腺囊肿。

（4）乳腺炎。

（5）乳腺癌。

二、如何进行乳房自检？

定期进行乳房自我检查（简称乳房自检）有助于及早发现乳房疾病。20 岁以上的妇女，尤其是高危人群，应每月进行一次乳房自检。术后患者也应每月自查一次，以便早期发现复发征象。检查时间最好选在月经周期的第 7 ～ 10 天，或月经结束后 2 ～ 3 天，已经绝经的女性应选择每个月固定的一日进行检查。40 岁以上女性或乳腺癌术后患者每年还应行乳腺钼靶检查。

乳房自检方法如下：

1. 视诊

直立于镜子前，脱去上衣，保证室内光线明亮，两臂放松垂于身体两侧、向前弯腰或双手上举置于头后，观察双侧乳房的大小和外形是否对称；有无局限性隆起、凹陷或皮肤橘皮样改变；有无乳头回缩或抬高等。

2. 触诊

平卧或侧卧，肩下垫软薄枕或将手臂置于头下进行触诊。一侧手的食指、中指和无名指并拢，用指腹在对侧乳房上进行环形触摸，要有一定的压力。从乳房外上象限开始检查，依次为外上、外下、内下、内上象限，然后检查乳头、乳晕，最后检查腋窝有无肿块，乳头有无溢液。若发现肿块和乳头溢液，及时到医院做进一步检查。

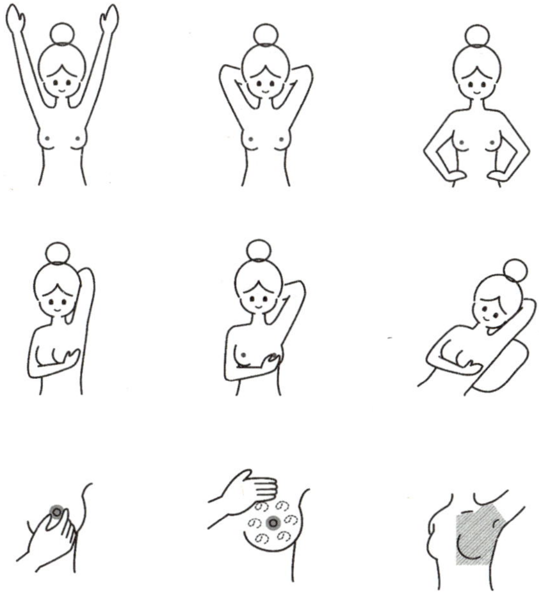

三、做什么检查可以发现乳腺结节？

（一）乳腺钼靶检查

乳腺钼靶检查是利用低剂量的 X 线对乳房进行检查。

40 岁以下的女性，乳房的辐射密度相对较高，所以这个年龄段的女性很少做乳腺钼靶检查。如果 40 岁以上的妇女有明显的肿块，可以进行乳腺钼靶检查。

（二）超声检查

超声检查是一种使用高频声波的无痛检查技术。将耦合剂涂抹在乳房上，用探头扫描乳房，形成反射图像。如果 35 岁以下的女性乳房有可触及的肿块，则推荐使用超声检查。也可以作为乳腺钼靶的辅助检查，因为它可以区分囊性和实性病变。

（三）乳腺核磁（MRI）检查

MRI 检查可作为乳腺钼靶检查、乳腺超声检查或发现疑似病例的补充检查措施。可与乳腺钼靶检查联合用于 *BRCA1/2* 基因突变携带者的乳腺癌筛查。

四、为什么要做乳腺钼靶检查？

据世界卫生组织国际癌症研究机构（IARC）发布的 2022 年全球癌症负担数据显示，全球乳腺癌新发病例高达 230 万例，占新发病例总数的 11.6%，排名第二。早期乳腺癌治疗效果、生存率和生活质量远远好于中晚期乳腺癌，而且，早期乳腺癌治疗费用远低于中晚期乳腺癌。但是，早期乳腺癌往往没有明显症状，自己也触不到肿块。这就需要借助医学检查来发现早期乳腺癌。而乳腺钼靶检查可以发现乳腺里非常细微、局限的微小钙化，这些钙化往往是乳腺癌的初期表现。

五、为什么要做乳管镜检查?

乳管镜检查是超细光纤乳导管内视镜检查的简称，具有无创伤性、患者痛苦小、较易插入乳腺管内等特点。乳管镜操作方便、创伤小、直观，是乳头溢液患者的首选检查方法。当出现乳头溢液，尤其是单侧单孔的乳头血性、浆液血性溢液时，乳管镜有助于发现乳管内的微小病变，像乳管内乳头状瘤、乳管内癌这些疾病可以被及时检测出来。另外，它还能对病变进行定位，为后续手术提供准确的位置信息，让手术更精准。

第四章　了解乳腺增生

一、乳腺增生是什么？

乳腺增生是乳腺正常发育和退化过程失常导致的一种良性乳腺疾病，它是既非炎症又非肿瘤的一类病。

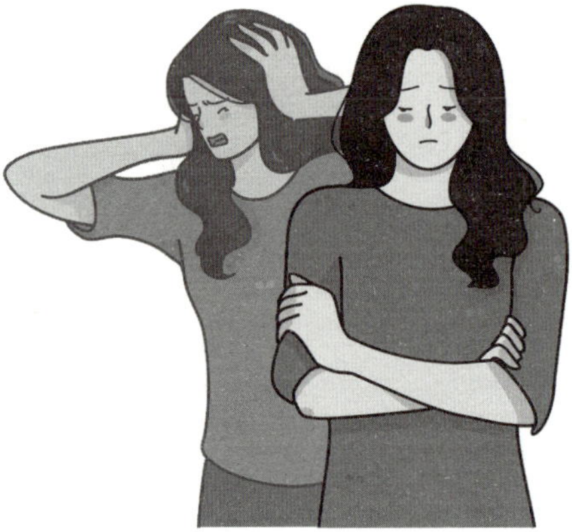

二、为什么会出现乳腺增生？

本病主要是由于雌激素、孕激素比例失调，乳腺实质增生过度且复旧不全导致。此外，部分乳腺实质成分中女性激素受体的质和量异常，使得乳房各个部分的增生程度呈现出参差不齐的状态。

三、乳腺增生是气出来的吗?

乳腺增生并不是生气导致的，但是与情绪有一定的关系。女性处于生气、烦闷、忧虑、抑郁等不良情绪状态时，会抑制卵巢的排卵功能，出现黄体酮减少，使雌激素相对增多，从而影响乳房健康。因此，负面情绪可能使增生的乳房出现疼痛，而心情平和、愉快时疼痛会缓解或消失。

四、乳腺增生有哪些表现?

在不同年龄段乳腺增生有不同特点，未婚女性、已婚未育、尚未哺乳的妇女，其主要症状为乳房胀痛，可同时累及双侧，但多以一侧偏重。35 岁以后妇女主要症状是乳腺肿块，乳房胀痛和触痛较轻，且与月经周期无关。45 岁以后常表现为单个或多个散在的囊性肿物，边界清楚，多伴有钝痛、胀痛或烧灼感。绝经后妇女乳房腺体萎缩，囊性病变更为突出。少数患者可伴发乳头溢液。由于病因来自身体内分泌功能紊乱，故除乳房方面的症状外同时还可出现月经不规律、脾气差、急躁、爱生气、出汗多等症状。

（一）乳房胀痛

乳房胀痛是乳腺增生最基本的症状。患者通常在乳房两侧出现莫名的胀痛、无意间的刺痛或者隐约的疼痛感，触摸时疼痛最为明显。同时，还会伴随出现乳房肿块，肿块可能扩散至患者腋窝、肩背等部位。由于每个患者身体存在个体差异，部分患者还会出现乳头疼痛或瘙痒的情况。乳房疼痛与月经周期变化紧密相关，常在女性月经来潮前疼痛感更强，随着月经逐渐来潮后疼痛逐渐消失。

（二）乳房肿块

一般在患者单侧或双侧乳房逐步出现单个甚至多个肿块，多发生于乳房上方。肿块形状有片块状、结节状或者颗粒状等。肿块边界不清晰，质硬，大小各异，小的极小，大的直径可达 3 ～ 4cm。肿块也与患者的月经周期息息相关，常在月经来临前增大，月经过后缩小。

（三）乳头溢液

部分患者的乳头可能会有溢液情况，通常为自发性地分泌不同程度的黄色、白色或棕色液体。

五、乳腺增生会导致乳腺结节吗？

乳腺增生和乳腺结节并不存在直接的关系。

乳腺增生是健康女性可能出现的一种情况，是一种乳腺上皮和导管、小叶结构在退行性病变基础上进行结缔组织生长的疾病，其发病原因可能为内分泌失调。最常见的症状是乳房胀痛，并随着月经周期的变化而变化。乳腺结节是乳腺内部产生一些病灶，或者是局部的腺体密度不均匀，在影像学表现上可以看到结节样改变，这种改变有的时候是病态改变，有的时候就是健康的改变。部分乳腺结节是乳腺增生的产物，还有一部分乳腺结节是乳腺本身的良性肿瘤。

因此，乳腺增生和乳腺结节并不存在直接的关系，但都应定期随访，完善乳腺 B 超、乳腺钼靶等检查，有助于早发现、早诊断、早治疗。乳腺结节则需要根据影像学的表现来判断是否存在恶性的可能性，如果存在恶性的可能性，则需要进一步检查。

六、乳腺增生会发展成乳腺癌吗？

临床研究与流行病学研究表明，乳腺增生和乳腺癌有关，但是这并不表明乳腺增生一定会发展为乳腺癌。大多数乳腺增生并不会发展成乳腺癌，单纯乳腺增生的癌变率相对较低，约为 0.1%。乳腺囊性增生病发生癌变的概率为 1% ～ 5%，而非典型性增生出现乳腺癌的风险会明显增加，为 10% ～ 20%。

女性朋友要保持健康、积极的生活与饮食习惯，提升防癌意识，定期体检，降低乳腺癌的发病风险。

第五章　了解乳腺纤维腺瘤

一、乳腺纤维腺瘤是什么？

乳腺纤维腺瘤是由增生的纤维组织与腺上皮组成的，主要根据构成肿瘤的纤维成分和腺上皮增生程度不同而命名，是乳腺疾病中最常见的良性肿瘤。乳腺纤维腺瘤可发生于青春期后的任何年龄的女性，尤以 20 ～ 25 岁的年轻女性为常见。约 25% 的纤维腺瘤无症状，13% ～ 20% 为多发病灶，多发纤维腺瘤患者多有家族史。纤维腺瘤病程较长，多数病变缓慢增大或无变化，少数可自然消退或快速增大。乳腺纤维腺瘤分为以下几种类型。①普通型：是最常见的一类纤维腺瘤，肿块直径 3cm 左右，生长缓慢，相对孤立。②青春型：是增长比较快的一类纤维腺瘤，大多发生于女性月经初潮期，肿块最大径可达到 10cm。③巨型纤维腺瘤：多发生于中年女性，可见于妊娠、哺乳、闭经前后的女性，特点是生长较大，可达 10cm 以上。

二、为什么会得乳腺纤维腺瘤？

正常情况下，乳腺纤维组织和腺上皮细胞正常生长，但在以下几种情况的刺激下出现异常增生，形成纤维腺瘤。①内分泌失调：体内的雌激素水平失衡，导致人体内的雌激素水平相对较高，这些激素就会过度刺激乳腺导管上皮和间质，导致其出现异常增生，最后出现肿瘤。②饮食习惯及身体因素：进食高脂肪、高热量食物会让人变得肥胖，身体内的雌激素增多，进而刺激乳腺导管上皮以及间质纤维组织增生引起本病。

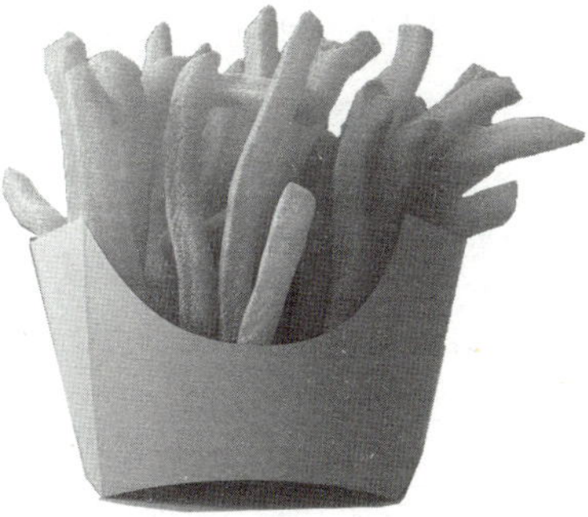

三、乳腺纤维腺瘤有哪些表现?

乳腺纤维腺瘤临床触诊多为圆形或椭圆形肿块，质地较韧、边界清楚、活动度良好，偶伴疼痛。少数患者可出现乳头溢液，但通常不是主要症状。当乳腺纤维腺瘤较大时，可表现为乳房增大或形态改变。

四、如何确诊乳腺纤维腺瘤?

乳腺纤维腺瘤的临床诊断主要依据触诊、彩色超声、乳腺钼靶检查，病理学检查是诊断乳腺纤维腺瘤的“金标准”。病理学检查包括微创切除活检（细针穿刺活检、空芯针活检、真空辅助乳腺活检）和传统的开放切除活检。由于空芯针活检的诊断准确率高达 93.4% ～ 98.3%，组织损伤极小，因此空芯针活检作为乳腺纤维腺瘤病理诊断的首选。

五、乳腺纤维腺瘤拖久了会恶变吗？

虽然绝大多数乳腺纤维腺瘤是良性的，恶变的概率非常低，但在某些情况下，如伴有非典型增生或一级亲属乳腺癌家族史或复杂乳腺纤维腺瘤患者，其乳腺癌发病风险高于普通乳腺纤维腺瘤患者。因此，建议此类高危乳腺纤维腺瘤患者术后仍须定期行乳腺检查。①对于乳腺影像报告为 BI-RADS 3 类的乳腺纤维腺瘤：每 6 个月进行一次临床触诊联合超声检查。②对于定期随访 2 年的病变稳定的患者：随访间隔时间可延长至每 12 个月一次。③对于≥ 40 岁的患者：推荐进行乳腺钼靶检查。

第六章　了解乳腺囊肿

一、乳腺囊肿是什么？

乳腺囊肿是乳腺内的一种良性病变，通常表现为乳腺内出现圆形或椭圆形的囊性包块，边界清晰，容易推动，按压无明显疼痛感觉。乳腺囊肿可以分为单纯囊肿和积乳囊肿，其中单纯囊肿最为常见。

二、乳腺囊肿需要做哪些检查？

乳腺囊肿的检查主要包括体格检查、乳腺 B 超检查和乳腺钼靶检查、细针穿刺活检和热象图检查。

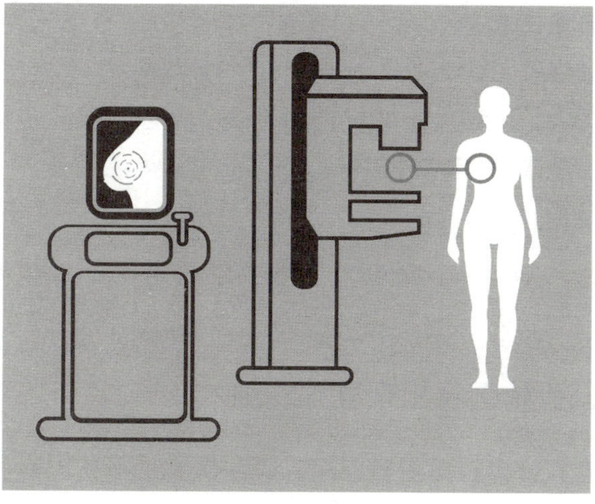

1. 体格检查

医生通过视诊和触诊检查乳腺肿块的部位、大小、形状、质地、边界、活动度等，初步判断肿块的性质。

2. 乳腺 B 超检查

乳腺 B 超检查可以确定囊肿的部位、大小和性质，是乳腺囊肿的首选影像学检查方法。超声图像上，囊肿表现为圆形或类圆形的低回声区，边界清晰，壁薄，内部回声均匀。

3. 乳腺钼靶检查

乳腺钼靶检查可以了解乳房是否有钙化，以及乳房的对称性情况等，有助于排除其他乳腺疾病。

4. 细针穿刺活检

对于疑似恶性病变的囊肿，可以进行细针穿刺活检，以确定肿块的良、恶性。该方法是在超声引导下，使用细针刺入囊肿内，抽取囊液进行细胞学检查。如果细胞学检查发现癌细胞，则可以确诊为恶性肿瘤。

5. 热象图检查

乳腺热象图检查是一种利用红外线热成像原理对乳腺进行检查的方法。这种检查的优点是无痛、无创，也没有辐射。可以作为初步筛查手段，用于检测一些乳腺疾病。如乳腺炎症，病变部位温度会升高，在热象图上会有所体现；对于一些乳腺肿瘤，尤其是恶性肿瘤，因为细胞代谢旺盛，也可能出现热区。

三、为什么会出现乳腺囊肿?

虽然本病病因不明确，但有研究认为，下述因素可能与疾病的发生相关。

1. 内分泌失调

乳腺囊肿的发生与激素水平波动密切相关，尤其是雌激素和孕激素的比例失调。内分泌失调可能导致乳腺导管上皮细胞增生，从而形成囊肿。

2. 乳腺导管堵塞

乳腺导管受到压迫、炎症或肿瘤的影响，可能导致导管堵塞。堵塞的导管内乳汁积聚，形成囊肿。

3. 乳腺组织损伤

外伤、手术等因素可能导致乳腺组织损伤，进而引发乳腺囊肿。

4. 哺乳期问题

哺乳期乳腺导管堵塞、乳汁分泌过多或哺乳方式不当等因素，都可能导致乳腺囊肿的发生。

5. 遗传因素

乳腺囊肿的发生可能与遗传因素有关。家族中有乳腺囊肿病史的女性，患病风险相对较高。

6. 其他因素

不健康饮食、不良生活习惯、不良情绪等有可能诱发乳腺囊肿。经常暴露于紫外线及 X 线辐射下的人群，其乳腺囊肿发病率也会相对增加。

四、乳腺囊肿有哪些表现?

1. 乳房肿块

是乳腺囊肿最常见、最典型的症状，表现为患者在乳房处摸到肿块，通常表面光滑，可有一定弹性和活动空间。

2. 乳头溢液

表现为分泌物从乳头流出，呈透明、黄色、浅褐色或深褐色。

3. 肿块疼痛

表现为乳房肿块部位有疼痛或压痛。

单纯囊肿常可随月经周期而变化，并伴有经前乳房胀痛，月经来潮后疼痛减轻或消失，有时整个月经期间都伴随疼痛。主要发生于中年妇女，与雌激素水平有关。

五、乳腺增生、乳腺囊肿、乳腺纤维腺瘤有什么区别?

乳腺增生、乳腺囊肿和乳腺纤维腺瘤都是乳腺疾病，但它们在性质、症状和治疗方法上存在明显的区别。

1. 性质

乳腺增生是一种良性的增生性疾病，而乳腺囊肿和乳腺纤维腺瘤属于肿瘤性疾病，有恶变的可能。

2. 症状

乳腺增生的症状主要包括乳房胀痛和乳房包块。而乳腺囊肿的症状主要表现为乳房内出现大小不一的肿块，通常无痛感。乳腺纤维腺瘤的症状主要包括乳房内出现单发或多发的肿块，通常无痛感，表面光滑，活动度大。

3. 治疗方法

对于乳腺增生，一般采用药物治疗。对于乳腺囊肿和乳腺纤维腺瘤，如果囊肿或纤维腺瘤较小且无症状，通常不需要特殊治疗，可定期进行乳腺超声检查。若囊肿或纤维腺瘤较大且出现症状时，可能需要手术治疗。

六、乳腺囊肿会癌变吗？

乳腺囊肿属于良性的乳腺病变，一般情况下不会恶化。目前还没有确切的证据证实乳腺囊肿会导致乳腺癌。乳腺囊肿和乳腺癌是两种不同的疾病。虽然乳腺囊肿不会直接引起乳腺癌，但是乳腺囊肿和乳腺癌可以同时存在，因此在检查乳腺囊肿时发现任何异常或可疑的肿块时，不要忽视它，需要进一步检查以排除乳腺癌的可能性。

第七章　了解乳腺炎

一、什么是乳腺炎?

乳腺炎是乳腺实质发生的炎症，常见于导管、腺泡和周围结缔组织的节段分布，可伴或不伴有感染。任何年龄的女性都可发病，常见于哺乳期女性，也可见男性。

二、乳腺炎有哪几种类别?

乳腺炎包括哺乳期乳腺炎（puerperal mastitis，PM）和非哺乳期乳腺炎（non-puerperal mastitis，NPM），其中哺乳期乳腺炎最常见。非哺乳期乳腺炎发生率较低，主要包括导管周围乳腺炎（periductal mastitis，PDM），又称浆细胞性乳腺炎、乳腺导管扩张症（mammary duct ectasia，MDE）和特发性肉芽肿性乳腺炎。根据组织病理学特征可将乳腺炎分为肉芽肿性乳腺炎、浆细胞性乳腺炎、淋巴细胞性乳腺炎、狼疮性乳腺炎、急性乳腺炎等，在外科病理检查中最常见的乳腺炎类型为肉芽肿性乳腺炎，其次为导管周围乳腺炎。

三、什么是哺乳期乳腺炎?

哺乳期乳腺炎是产后哺乳期女性常见的疾病之一，主要由乳汁淤积和细菌感染引起。据文献报道，20% 的哺乳期妇女曾患哺乳期乳腺炎，哺乳期间都可以发病，尤以产后 3 ～ 4 周最为常见。本病容易反复发作，甚至加重发展为哺乳期乳腺脓肿，从而延长病程，严重危害母婴健康。

部分女性因此而放弃哺乳，是降低母乳喂养率的重要因素。

四、为什么会出现哺乳期乳腺炎?

哺乳期急性乳腺炎发病原因多种多样，包括乳汁淤积、细菌感染、机体抵抗力下降、乳房受外力挤压等，也常为几种原因的共同作用，而乳汁淤积及细菌感染是引起哺乳期急性乳腺炎的两个主要因素。

（一）乳汁淤积

乳汁的分解产物是很好的细菌培养基，有利于细菌的生长繁殖。当细菌直接侵入乳管后，上行至乳腺小叶在乳汁中生长并大量繁殖而致病。也有人认为与既往存在乳腺炎病史、精神压力、不正确的乳房护理及未能完全排空乳汁等因素有关。

（二）细菌感染

目前认为细菌感染分为外源性细菌感染及内源性细菌感染两种。传统观念认为，外源性细菌感染的途径包括乳头皲裂后细菌侵入乳房淋巴系统、经输乳管逆行进入乳腺小叶等。内源性细菌感染包括血行感染及乳汁内菌群失调。健康母亲乳汁中的细菌处于平衡状态，乳汁中的菌群失调表现为细菌的多样性降低，金黄色葡萄球菌、表皮葡萄球菌等条件致病菌及需氧菌的数量明显增多，那些促进细菌定植的代谢途径及促进感染进展的作用占优势，患者会出现相应的感染症状，这种乳汁内菌群失调是一种内源性感染方式。

五、哺乳期乳腺炎有哪些表现?

哺乳期乳腺炎的症状表现主要有乳房胀痛、发热、有明显硬结等，不同时期的乳腺炎表现的症状不同，具体分析如下：

1. 急性单纯乳腺炎

哺乳期间乳腺炎初期症状为乳房压痛、周围有边界不清的硬结并伴有触摸疼痛等，多是乳头过小或乳头内陷而导致的，可通过热敷的方法来缓解疼痛、减轻症状。

2. 急性化脓性乳腺炎

哺乳期乳腺炎出现急性化脓时，多是乳汁过多、排空不完全而导致的，主要症状为皮肤红肿、疼痛等，部分患者会出现头痛、高热以及全身无力等表现，此时可遵医嘱进行药物治疗。建议用吸乳器将乳汁排空，平时要尽量保持心情舒畅来缓解炎症加重。

3. 哺乳期乳腺炎破溃出脓

哺乳期间急性脓肿出现溃破，会导致局部组织发生坏死、液化等症状，需排出脓液进行诊断。

六、哺乳期乳腺炎发生的高危因素有哪些?

(一)机体抵抗力下降

患者营养不良、精神压力大、疲劳、罹患其他疾病、受寒等导致机体抵抗力下降，抗感染能力减弱，导致菌群失调，是哺乳期乳腺炎的诱因。

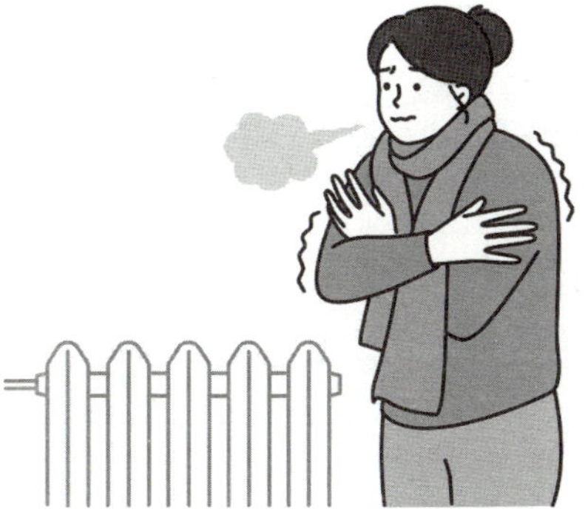

（二）母亲、婴幼儿及母婴配合三方面的高危因素

1. 母亲因素

① 自身乳头发育内陷或扁平；② 因哺乳经验不足导致哺乳中乳头皲裂、乳头白膜，以及不正确的护理；③ 乳管闭塞 / 乳管慢性炎症；④ 乳汁量过多或哺乳次数少，哺乳间隔时间过长，导致乳汁淤积；⑤ 在哺乳前后不注意乳头、乳晕局部清洁；⑥ 既往乳腺炎病史；⑦ 乳房遭受外伤，如乳房受压（包括胸罩压迫或汽车安全带的挤压等）、被婴幼儿踢伤、被用力按摩等使乳房局部组织水肿、压力增大；⑧ 不正确的离乳方式，如让婴儿含乳头入睡等；⑨ 在哺乳期中个人精神压力大或过度劳累；⑩ 身体其他部位感染性疾病；⑪ 穿戴了不合适的文胸。

2. 婴幼儿因素

① 婴儿腭裂或舌系带过短等导致含接困难；② 哺乳时衔接姿势不正确造成乳头皲裂；③ 拒绝吸吮乳头；④ 婴儿咬伤乳头等。以上因素可导致乳头皲裂、损伤，进而受到细菌感染。

3. 母婴配合因素

① 非按需哺乳模式；② 婴幼儿疾病等导致的母婴分离；③ 哺乳姿势不正确等。临床上，也有一些哺乳期乳腺炎患者未发现明显发病因素。

任何造成乳汁淤积和致病菌感染的因素都可能成为哺乳期乳腺炎发病的危险因素，所以在最有可能的时间段，预见性地提醒患者乳房感染的情况和风险，可以降低哺乳期乳腺炎的发生概率。

七、什么是非哺乳期乳腺炎？

非哺乳期乳腺炎是一组发生在女性非哺乳期、病因不明、良性、非特异性炎症性疾病，包括乳腺导管扩张症/导管周围乳腺炎、肉芽肿性小叶乳腺炎（granulomatous lobular mastitis，GLM）。近年来该病发病率呈明显上升趋势，虽然是一组良性疾病，但常规抗生素治疗效果不佳，多次手术后仍易复发，脓肿反复破溃形成窦道、瘘管或溃疡，严重影响生活质量。

八、为什么会出现非哺乳期乳腺炎？

目前，引起该病的确切因素仍不明确。乳腺导管扩张症/导管周围乳腺炎发病的危险因素主要包括乳管阻塞、细菌感染、吸烟史（包括二手烟）、乳头内陷等。虽然没有确凿证据，但是专家仍然倾向肉芽肿性小叶乳腺炎是一类自身免疫相关的疾病，其发生还与泌乳因素、感染因素（尤其是克氏棒状杆菌感染）相关，其他可能的因素还包括创伤、体内激素水平、口服避孕药物、种族差异等。

九、非哺乳期乳腺炎有哪些表现?

乳腺导管扩张症 / 导管周围乳腺炎发病可以影响各年龄段的成年女性，而肉芽肿性小叶乳腺炎通常发生在生育期女性，尤其是妊娠后 5 年内。该类疾病临床主要表现为乳房肿块和乳头内陷、乳头溢液、乳房疼痛，其中乳房肿块在慢性病变基础上可继发急性感染形成脓肿，终末期脓肿破溃可形成乳腺瘘管、窦道或者溃疡，经久不愈。

第八章　了解乳腺结节

一、乳腺结节是什么？

乳腺结节没有明确的定义，通常是指乳房内部出现的大小不一、质地柔软或坚硬的团块，通常为圆形或椭圆形，好发于育龄期妇女，以乳房外上象限多见。这些结节可能是单发的，也可能是多发的。伴有或不伴有疼痛、瘙痒、乳头溢液等症状。结节可以通过视诊或触诊发现或通过 B 超等检查手段查出。

乳腺结节多为良性，少部分为恶性结节。

良性结节检查表现为结节与周围组织边界清晰，无明显钙化，表面光滑，伴有乳腺胀痛。良性结节属于生长缓慢、不侵犯周围组织、不会转移的结节，常见的类型包括纤维腺瘤、囊肿、导管内乳头状瘤等。

恶性结节是指生长迅速、侵犯周围组织、容易转移的结节，常见的类型包括浸润性导管癌、浸润性小叶癌等。

二、乳腺结节的病因有哪些？

乳腺结节是女性常见就诊原因之一，其发病机制尚不明确，可能与以下因素有关。

（1）遗传因素：有研究表明，有乳腺结节家族史的人患乳腺结节的风险更高。

（2）激素影响：月经期间，雌激素水平升高会刺激乳腺上皮增生，对乳房的形态也有着重要影响。同时，情志改变会引发内分泌失调，使机体自身内分泌调节紊乱，导致雌激素异常升高，刺激乳腺出现异常增生。

（3）环境因素：乳腺结节的产生也可能与环境污染、持久性有机污染物如农药暴露等有关。

（4）不良生活习惯：吸烟（包括被动吸烟）、喝酒、熬夜等都可能增加乳腺结节的患病风险。

（5）疾病因素：一些疾病，如乳腺增生、乳腺纤维腺瘤、乳腺炎等都会导致乳腺结节的形成。

三、乳腺结节有哪些典型症状？

乳腺结节主要表现为乳房内的肿块，可能伴随疼痛、溢液等症状。按照类型可划分为囊性和实性。其中，前者通常属于良性结节，恶变的可能性相对较低。后者可能为良性结节，但部分存在恶变的可能。乳腺结节的典型症状主要包括以下几个方面。

（1）质地中等或稍硬的肿块：最为常见的症状，通常在体检时被发现。肿块表面光滑、边界清晰、可活动，好发于乳房外上象限，约 75% 为单发，少数为多发。

（2）疼痛：通常表现为胀痛或刺痛，有时也可能放射到腋窝或肩部。疼痛可能会在月经期加重，月经后减轻。月经周期对肿块的大小无影响。患者无明显自觉症状，多为偶然扪及。

（3）乳头溢液：少数患者可能会出现乳头溢液的情况，溢液的颜色可能为无色、淡黄色或血性。

（4）皮肤改变：乳房结节可能会导致皮肤表面的改变，如局部凹陷、皮肤皱褶等。这些症状可能是乳房内肿块的牵拉或压迫所导致的。

（5）淋巴结肿大。部分乳腺结节患者可能会出现腋窝或锁骨上淋巴结肿大的情况，这可能是乳房内肿块转移或扩散所导致的。

四、乳腺结节和乳腺癌如何区分？

乳腺结节和乳腺癌在性质、活动度、生长速度和伴随症状等方面存在明显的区别。

（1）性质：乳腺结节是乳腺组织的形态学改变，其中大部分是良性的，如乳腺囊肿、乳腺纤维腺瘤等，但少数可能是恶性的，即乳腺癌。

（2）活动度：乳腺良性结节常为单侧或双侧多发性结节，一般结节轮廓清晰、活动性良好、与皮肤无粘连。而乳腺癌肿块常位于外上侧，多为单侧单发、质硬、边缘不规则、表面欠光滑、不易推动。

（3）生长速度：乳腺良性结节一般生长速度比较慢，多以随访观察为主。而乳腺癌因为肿瘤基因被激活，生长速度比较快，可能会在比较短的时间内体积迅速增大。

（4）伴随症状：乳腺良性结节可能会伴随周期性胀痛或触痛，在月经来潮前发生或加重，月经结束后缓解，一般不会伴有乳头、乳房皮肤的病变。而乳腺癌大多数不伴有明显的疼痛，但是可能会伴有乳头溢液、乳头凹陷、“橘皮征”等症状，发生癌细胞转移者，还会伴有腋窝淋巴结的肿大。

总的来说，乳腺结节是一个包含良性和恶性病变的统称，其中乳腺癌是恶性病变。在发现乳腺结节后，应及时就诊，根据专科医生的建议进行相应的处理。

第九章　了解乳腺癌

一、乳腺癌是什么？

乳腺癌，是一类基因、激素紊乱等多种原因导致的乳腺组织癌变，并不断增长的恶性肿瘤。在世界范围内，乳腺癌是危害女性健康的主要恶性肿瘤之一，其发病率在高发地区居高不降，在低发地区日益升高。在亚洲，乳腺癌已成为女性发病的首位恶性肿瘤。目前，我国已成为乳腺癌发病率增长速度最快的国家之一，乳腺癌也是我国女性发病率第二的恶性肿瘤。

二、乳腺癌的危险因素有哪些？

1. 家族史及遗传基因

如果直系亲属中有乳腺癌患者，将增加罹患乳腺癌的风险。统计学数据证实，乳腺癌具有明显的家族遗传倾向，有乳腺癌家族史者其发病率是普通人群的 3 ～ 5 倍。家族史一方面由于遗传易感性造成，另一方面也会受同一家庭具有相同的生活方式和生活环境影响。遗传基因部分，女性乳腺癌最重要的特征基因是 *BRCA1* 和 *BRCA2*。现有研究显示 50% ～ 60% 携带遗传性 *BRCA1* 或 *BRCA2* 基因突变的女性，70 岁之前将成为乳腺癌患者。正常情况，这些基因产生的蛋白质可以防止细胞生长异常。但当遗传有突变的基因或后天发生基因突变时，此种抗癌蛋白质的活性会减少，进而使乳腺癌发生率增加。

2. 生育与哺乳

近年来，大量的调查研究均证实，没有生育或者虽生育但未进行哺乳的女性，相比多次哺乳且哺乳时间较长的女性，更容易发生乳腺癌。生育次数、初产年龄以及哺乳时间，是生育因素中 3 个紧密相关的重要方面，其各自比例的变化都会对乳腺癌的发病率产生一定影响。女性乳房的正常发育依赖于雌激素和孕激素的刺激，雌激素主要刺激乳腺管及管周实质组织生长，而孕激素主要刺激乳腺小叶和卵泡发育。在生育和哺乳的整个过程中，乳腺细胞受各种激素的影响，经历了孕早期的增殖和孕晚期的分化，使其更具活性，有利于乳腺健康，在一定程度上降低了乳腺癌的发生概率。

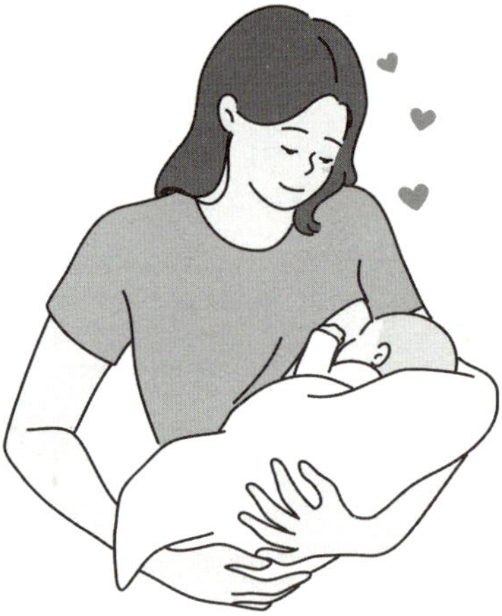

3. 内源性雌激素

雌激素和孕激素水平是乳腺细胞生长繁殖的基础。研究表明，初潮早和绝经晚都会增加患乳腺癌的危险度，这直接证实了卵巢功能与乳腺癌的发生密切相关，同时也提示了雌激素在乳腺癌发病中起着重要作用。初潮年龄与绝经年龄是反映女性体内雌激素暴露水平的重要指标，初潮年龄早、绝经年龄晚会延长内源性雌激素的环境暴露时间，从而增加乳腺癌的发病风险。而雌激素的分泌失调、分泌紊乱使其保持相对偏高的状态，让体内雌激素持续作用于乳腺，导致乳腺导管上皮细胞过度增生而发生乳腺的癌变，这也是乳腺癌高发年龄为 40 ～ 60 岁的重要原因之一。

4. 生活习惯

高脂肪膳食可使催乳素分泌增加，进而使体内的雌激素分泌增加。当营养过度时体重增加甚至肥胖，可使月经初潮提前、绝经日期延后，雌激素对乳腺上皮细胞的刺激增加，使患乳腺癌的概率提高。过多进食不健康食品，如含过量食品添加剂甚至是有害的工业添加剂的食品、过量饮酒都可能助推乳腺癌的发生。另外，熬夜对诱发乳腺癌的作用机制已较为明确。研究表明，熬夜时，人体内褪黑素的分泌会受到抑制，而褪黑素的水平降低会导致雌激素的分泌增加，过量的雌激素则可增加乳腺癌发生的概率。

5. 精神作用

当心理上持续受到焦虑或压抑等心理刺激，长期处于不良情绪之中时，机体便会持续处于一种紧张状态，容易导致大脑异常兴奋、抑制过程失调，使体内促肾上腺皮质激素分泌增多，导致机体内环境失衡，最终使机体的抵抗力下降、人体的免疫屏障受损，进而影响机体的抗癌功能。研究表明，长期的紧张、焦虑、烦恼、悲伤等不良情绪可使乳腺癌发生的概率增加。

6. 电离辐射暴露

女性在幼年或年轻时胸部接受过放疗，将显著增加乳腺癌的患病率，患乳腺癌的风险取决于接受放射线的年龄和照射剂量。女性 10 ～ 30 岁为有丝分裂最活跃阶段，对放射线照射效应最为敏感，若此阶段接受大量放射线会直接提高未来罹患乳腺癌的危险程度。

三、乳腺癌的常见症状有哪些?

乳腺癌患者早期可无症状，随着病情发展，可能表现出局部及全身症状。

（一）肿块

是乳腺癌的首发症状。通常以乳头为中心点，把乳腺划分为 4 个区域，也就是医生常说的 4 个象限，即外上象限、内上象限、外下象限、内下象限。乳腺癌最常发生于外上象限，其次是乳头、乳晕区域，再则是内上象限。多数肿块位于外上象限，其次是内上及乳头、乳晕区，下方较少。肿块大小不一，以 2 ～ 3cm 大小比较常见，多为单发，偶可多发。肿块多呈圆形或卵圆形，边界欠清，一般都为硬结，活动度都较差。

（二）疼痛

多数乳腺癌患者无疼痛症状。由于疼痛发生较少，乳腺癌不易被早期发现。疼痛常表现为乳腺刺痛、胀痛或隐痛，如癌周伴有乳腺囊性增生也可出现周期性疼痛。

（三）乳房皮肤改变

（1）酒窝征：肿瘤侵犯 Cooper 韧带使皮肤凹陷，出现酒窝征。

（2）橘皮样变：癌细胞堵塞皮下淋巴管，出现皮肤水肿，在毛囊处形成许多点状凹陷呈橘皮样变。

（3）铠甲样变：癌细胞侵入皮内淋巴管，在肿瘤周围形成卫星结节，出现铠甲样变。

（4）菜花样变：晚期乳腺癌皮肤与肿瘤粘连而固定甚至破溃，呈菜花样变。

（四）乳腺轮廓改变

当肿块较大时，乳腺可有局部隆起，乳腺增大。当肿瘤累及皮肤或胸肌时，可使乳房变硬、缩小。患者端坐时，患侧乳腺位置可提高。

（五）乳头、乳晕改变

1. 乳头回缩及朝向改变

乳头扁平、回缩、凹陷、朝向改变，直至完全缩入乳晕下，看不见乳头。乳腺癌所致的乳头下陷与先天性乳头内陷不同。后者可用手牵拉提出，而乳腺癌所致的乳头回缩不可能被拉出，而且凹陷的乳头下或周围可扪及肿块。

2. 乳头的湿疹样改变

最初为乳头瘙痒，乳头上皮增厚、脱屑、渗液，逐渐出现糜烂，糜烂而反复结痂、剥脱，乳晕皮肤剥脱后出现红色肉芽，乳头可慢慢变平，最后消失。

（六）乳头溢液

乳头溢液伴肿块者，乳腺癌所占的比例较大。溢液可以是无色、乳白色、淡黄色、棕色、血性等；可以呈水样、血样、浆液性或脓性；溢液量可多可少，间隔时间也不一致。

（七）区域淋巴结肿大

（1）腋淋巴结转移：最为常见，转移灶较小时，淋巴结不肿大，或肿大不明显，较难触及。转移病变一般累及胸肌外侧淋巴结，触之多较硬，不规则，活动度欠佳。

（2）锁骨上淋巴结：转移淋巴结多位于左侧锁骨上窝或右侧锁骨上窝，病灶较硬，一般较小。

（3）内乳淋巴结：转移常不显著，可通过影像学评估或术中定位取材活检进行诊断。

（八）远处转移表现

乳腺癌可经血液或淋巴途径发生远处转移，好发部位为肺、胸膜、骨、肝、脑及软组织。

（1）肺及胸膜转移：肺是乳腺癌常见的转移部位，常表现为结节性多发转移，多为双侧。可出现咳嗽及呼吸困难、咯血、胸痛等。胸膜转移主要表现为咳嗽，疲乏、虚弱、呼吸困难，部分患者有胸痛。

（2）骨转移：易受累的部位依次为脊柱、肋骨、骨盆及长骨，亦可出现在肩胛骨、颅骨等。主要表现为疼痛。

（3）肝转移：肝转移灶较小时，并无特殊症状，当肿块较大或较广泛时可出现肝大、肝区疼痛、食欲下降、腹胀等。晚期可出现黄疸、腹水等症状。

（4）脑转移：脑转移主要表现为脑膜及脑实质转移，头痛及精神状态改变是常有的症状，并可出现脑功能不全、视力障碍等。如脊膜受到侵及可出现背痛、感觉障碍、膀胱功能障碍、排尿困难等。

四、怎样看待乳腺癌常用肿瘤标志物？

（一）乳腺癌常用肿瘤标志物有哪些？

在乳腺癌中，常用肿瘤标志物有 CA15-3（糖类抗原 15-3）、CA125（糖类抗原 125）、CEA（癌胚抗原）。肿瘤转移时经常被释放到血液中，在转移后出现临床症状之前就能检测到它们，通常可以通过抽血来完成测定。

1. CA15-3

CA15-3 是乳腺癌最重要的特异性标志物，是乳腺细胞上皮表面糖蛋白变异体。30% ～ 50% 的乳腺癌患者的 CA15-3 明显升高，其含量的变化与治疗效果密切相关，是乳腺癌患者诊断和监测术后复发、观察疗效的最佳指标。

临床意义：CA15-3 可作为乳腺癌患者治疗后随诊以及疾病复发的监测指标。在乳腺癌初期，CA15-3 的敏感性为 60%；在乳腺癌晚期，其敏感性可达 80%，呈现高度表达状态。它能够协助判断乳腺癌患者的转移和复发程度，然而，对于早期乳腺癌，CA15-3 的敏感性和特异性相对较差。

参考值：0 ～ 25U/ml。

2. CA125

CA125 是存在于细胞表面分子量较大的一种糖蛋白抗原，是临床诊断卵巢癌的常用标志物。CA125 的特异性较差，当发生宫颈癌、乳腺癌、胰腺癌、胃癌、肺癌、结直肠癌时也会不同程度地升高。同时某些妇科良性疾病，如子宫内膜异位症、子宫肌瘤、子宫腺肌病、盆腔炎、卵巢囊肿及月经期等均可出现不同程度的升高。

临床意义：通过检测 CA125 水平有助于乳腺癌的检出率，

且在乳腺癌复发转移过程中 CA125 也有上升趋势，但 CA125 在乳腺癌诊断中阳性率为 40%，特异性较差。

参考值：0 ～ 35U/ml。

3. CEA

CEA 是一种多糖蛋白复合物，主要存在于直肠、结肠组织和胚胎肠黏膜上。CEA 作为一种广谱的肿瘤标志物，与消化道恶性肿瘤，如结直肠癌、胰腺癌、胃癌、食管癌、胆囊癌等发病密切相关，也与肺癌、乳腺癌、甲状腺髓样癌等消化道外恶性肿瘤发病存在密切关系。当患者出现某些症状且血清 CEA 浓度是原来的 5 ～ 10 倍，要高度怀疑是否存在肿瘤。

临床意义：CEA 是一种广谱肿瘤标志物，对多种肿瘤有辅助性参考作用，但其在乳腺癌诊断中阳性率为 40%，特异性不强、灵敏度较差。当肿瘤分期越晚、组织分化程度越高、出现转移及病情恶化时，CEA 的浓度越高。

参考值：0 ～ 5ng/ml。

（二）对肿瘤标志物要注意什么？

1. 发现肿瘤标志物升高就是患癌吗？

当发现肿瘤标志物指标升高时，并不能说明一定得了肿瘤。肿瘤标志物升高与患者是否患癌并没有等同关系。对于有轻度单项肿瘤标志物升高者，应定期复查、监测肿瘤标志物的变化，对于同时有几项肿瘤标志物升高、单次检查指标高于正常值数倍、有肿瘤家族病史、动态监测指标发现肿瘤标志物持续升高者应该引起重视，及时去正规医院进一步检查。在临床中，对肿瘤的确诊不单单看肿瘤标志物的数值，还需要结合相关的细胞病理学、组织病理学检查（术后病理检查、肿块穿刺或标本切除活检等）以及影像学等进行综合诊断。

2. 乳腺癌确诊后是否还有必要监测肿瘤标志物?

治疗后通过监测肿瘤标志物对评价乳腺癌患者治疗疗效有一定的参考价值。研究发现在治疗过程中肿瘤标志物水平会随着病情缓解而下降，而肿瘤标志物水平在治疗过程中持续升高(尤其是几项肿瘤标志物同时升高)则提示患者预后不良或病情进展。所以，通过动态监测患者治疗后肿瘤标志物的数值变化，对乳腺癌治疗和预后有一定的指导意义。

3. 肿瘤标志物升高是否代表复发或转移?

在乳腺癌复发转移时，肿瘤标志物水平一般会升高，但肿瘤标志物水平的升高并不代表肿瘤复发或转移了。CA15-3、CA125、CEA是乳腺癌常见的肿瘤标志物，它们的数值变化对患者的疗效及预后有一定的参考意义，但由于其自身的敏感性及特异性有一定的局限性，并不能确认肿瘤标志物的升高意味着发生复发或转移了。

4. 乳腺癌患者肿瘤标志物升高要怎么办?

定期复查，观察肿瘤标志物是否持续性升高，配合其他检查，建议进行骨扫描、CT、MRI等进一步检查。如身体出现不明原因的疼痛时，观察肿瘤标志物，一定要及时与医生沟通，医生需要综合评估病情，切记勿以某一项指标的变化就对疾病情况下定论。

乳腺癌目前尚没有灵敏度和特异性都很好的单项肿瘤标志物，因此目前临床上多采用3项或5项指标的联合检测。另外，乳腺癌肿瘤标志物不宜作为乳腺癌早期诊断指标，但在乳腺癌预后评估和复发转移的监测中，乳腺癌肿瘤标志物(尤以CA153为代表)却有着不可替代的重要应用。当然，肿瘤标志物检测呈阴性也不能100%确定安然无恙，肿瘤较小或者肿瘤组织表面被封闭等情况也会导致标志物检测不明显。具体还需要结合更多的相关影像学或病理学检查进行判断。

五、乳腺癌术后可能会出现哪些并发症?

乳腺癌术后可能会出现多种并发症，主要包括以下几种。

(1)伤口感染：手术部位可能出现感染的风险，症状包括红肿、疼痛、发热和分泌物等。

(2)淋巴水肿：如果手术涉及淋巴结清扫，可能导致患侧上肢或乳房淋巴水肿，表现为肿胀和疼痛。

(3)血肿和积液：手术后可能出现血肿或积液的情况，需要通过抽液或其他手段处理。

(4)皮肤改变：手术部位的皮肤可能出现瘢痕增生、皮肤颜色改变等问题，需要皮肤护理。

(5)上肢运动功能障碍：乳腺癌手术可能导致上肢活动受限，需要通过物理治疗和康复练习恢复上肢运动功能。

(6)乳房外观变化：术后可能出现乳房外观的变化，如乳房大小和形状不对称，可根据需求行乳房重建手术进行修复。

乳腺癌术后并发症的发生率和严重程度因个体差异而异。因此，患者在手术后需要密切关注自己的身体状况，如有任何异常应及时就医治疗。同时，保持良好的生活习惯和心态，积极配合医生的治疗和建议，也有助于减少并发症的发生和促进康复。

六、钙化灶一定就是乳腺癌吗?

乳腺钙化灶是指乳房内的钙质沉积，其形成的主要原因包括乳汁淤积残留的沉积物、局部组织炎性损伤或细胞变性坏死的钙盐沉积，还有肿瘤细胞、乳腺细胞的旁分泌引起的钙盐沉积。

因为钙盐物质密度高，在乳腺钼靶检查中和周围软组织形成明显的密度差，所以乳腺钼靶检查可以发现 0.2mm 甚至更小的钙化灶，这就是为什么把乳腺钼靶检查作为检出、评估乳腺钙化灶的首选及规范方法。由于部分早期乳腺癌仅表现为成簇细小钙化灶，除乳腺钼靶检查外，其他检查方法均无法检出。因此，即便有低剂量辐射，乳腺钼靶检查仍作为乳腺癌筛查的首选方法。

乳腺钼靶检查中发现的钙化灶大部分都是良性的，不需要任何治疗，吃药、打针都不能够消除钙化，通常定期观察随访即可。也有小部分钙化是乳腺癌的征象之一，即便是偏恶性的病灶，通过早期干预治疗，一般也能达到较好的疗效。所以发现钙化不要过于紧张，通过专业检查，可以区分是良性还是恶性。

临床上，医生主要根据钙化的形状、大小和聚集程度来综合判断。正规的钼靶报告会说明 BI-RADS 分级，1 ～ 3 级为良性，4 级以上有恶性可能。其中可疑钙化有以下表现。

不定形钙化：小而模糊，双侧、弥漫分布，多为良性表现，段样、线样及成簇分布时提示宜进一步活检，其恶性的阳性预测值（PPV）约为 20%，BI-RADS 分级为 4B。

粗糙不均质钙化：钙化多介于 0.5 ～ 1 mm，比营养不良性钙化小些，多有融合，形态不规则，可能为恶性表现，也可能出现在纤维腺瘤、外伤后及纤维化的乳腺内大量、双侧成簇的粗糙不均质钙化，也有可能是良性的。单处集群分布有恶性的可能，其恶性的 PPV 约为 15%，BI-RADS 分级应为 4B。

细小多形性钙化：比不定形钙化更可疑，缺乏细的线样颗粒，大小形态不一，直径小于 0.5 mm，其恶性的 PPV 约为 29%，BI-RADS 分级应为 4B。

细线样或细线样分支状钙化：表现为细而不规则线样钙化，直径小于 0.5 mm，常不连续，有时可见分支状，提示钙化是由被乳腺癌侵犯在导管腔内形成，其恶性的 PPV 约为 70%，BI-RADS 分级应为 4C。

遇到钙化也不必惊慌，并不一定都是乳腺癌。应遵从医生指导，结合其他影像学检查进一步明确病情，必要时手术切除或者随诊复查。

七、如何看懂乳腺癌病理报告?

想要看懂乳腺癌病理报告需要关注以下几个关键方面：

(一)核对基本信息

首先，核对病理报告上的姓名、病案号等基本信息，确保报告无误。

(二)关注病变性质

1. 组织学类型

乳腺癌的组织学类型决定了肿瘤的生长方式和生物学行为。常见的类型包括非浸润性癌(如导管内癌、小叶原位癌等)和浸润性癌(如浸润性导管癌、浸润性小叶癌等)。非浸润性癌一般预后较好，而浸润性癌具有侵袭性。

2. 病理分级

根据肿瘤细胞的形态、分化程度等进行分级，分为Ⅰ、Ⅱ、Ⅲ级。级别越高，肿瘤的恶性程度越高，越容易复发转移。

（三）肿瘤大小与位置

肿瘤大小：通常以厘米为单位描述肿瘤的最大直径。肿瘤越大，分期可能越晚，预后相对较差。

肿瘤位置：明确肿瘤在乳腺中的具体位置，有助于了解手术难度和预后。

（四）淋巴结转移情况

检查腋窝等区域淋巴结是否有癌细胞转移。转移的淋巴结数目越多，病情相对越严重。淋巴结包膜外侵犯也提示肿瘤的侵袭性较强，预后较差。

（五）免疫组化指标

免疫组化指标是乳腺癌病理报告中非常重要的一部分。

1. ER（雌激素受体）

阳性（+）表示肿瘤细胞对雌激素有反应，可进行内分泌治疗，预后相对较好。加号越多，代表阳性程度越高。

2. PR（孕激素受体）

与 ER 类似，阳性也代表对内分泌治疗敏感。

3. HER2（人类表皮生长因子受体 2）

阳性提示肿瘤有更强的侵袭性，但也有相应的靶向治疗药物。HER2 的过度表达代表对靶向治疗敏感。

4. Ki67

代表肿瘤细胞的增殖活性。Ki67 指数越高，肿瘤细胞增殖越快，预后相对较差。

（六）其他信息

（1）脉管侵犯：如有脉管侵犯，意味着肿瘤为恶性，有转移风险。

（2）切缘情况：了解手术切除是否干净，有无肿瘤细胞残留。

八、男性会得乳腺癌吗?

乳腺癌的发病率逐年上升，已成为中国女性常见的癌症之一。同时，乳腺癌这个隐形杀手也在威胁着男性的健康。

男性的乳腺组织较女性相对较少，与女性乳房结构相似。虽然男性乳腺癌的发病率相对较低（约占所有乳腺癌的 1%），但它的确是会发生的。男性乳腺癌的治疗方法和原则与女性基本相同。

第十章　饮食与乳腺疾病

一、营养素重要吗?

“病从口入”是我们经常挂在嘴边的一句话，食物能给我们提供身体所需的营养和能量，主要营养素包括蛋白质、碳水化合物、脂肪、水、矿物质、维生素和膳食纤维。不合理膳食占诱发癌症因素的 35%。乳腺疾病是女性常见的疾病之一，对于乳腺疾病患者而言，合理的饮食和营养摄入，在康复过程中以及对乳腺疾病的预防起着重要作用。

1. 均衡饮食

饮食的均衡对于每一个人都是重要的，特别是对于乳腺疾病患者。均衡饮食意味着摄入适量的蛋白质、碳水化合物、健康脂肪以及维生素和矿物质。建议患者在每餐中都摄入足够的新鲜蔬菜、水果、全谷类食物和蛋白质，如鱼、豆腐、鸡肉等。

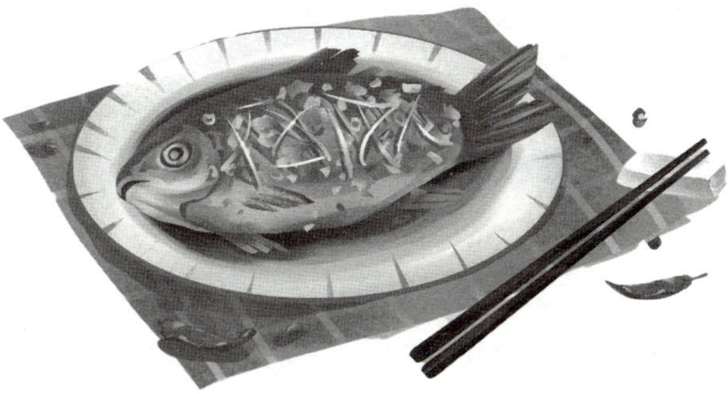

2. 适量蛋白质摄入

蛋白质摄入过低或过高均会促进肿瘤的生长，《中国居民膳食指南》指出，每日蛋白质摄入量建议为 1.2 ～ 1.5g/kg。对于营养不良患者，优质蛋白质应达到总蛋白质摄入的一半及以上。优质蛋白质的来源包括鱼、瘦肉、蛋类、低脂和无脂的乳制品、坚果和大豆类等。

3. 减少饱和脂肪摄入

研究结果显示，脂肪摄入与乳腺疾病密切相关。摄入过多脂肪，尤其是饱和脂肪，可以促进体内激素水平的变化，尤其是雌激素水平，从而增加乳腺癌的发病风险。因此，乳腺癌患者应该限制这类食物的摄入，避免或减少食用牛肉、猪肉、黄油、奶酪等高脂肪食物，选择如鱼类、豆腐等低脂肪食物。

4. 适量的碳水化合物

在健康的膳食结构中，碳水化合物应来源于富含基本营养成分和膳食纤维的食物，如蔬菜、水果、全谷物和豆类食物。全谷物中含有多种维生素、矿物质及其他营养成分，可以降低癌症和心脑血管疾病风险。而精制谷物中维生素、矿物质、膳食纤维的含量远低于全谷物。糖和含糖饮料（软饮料和果汁饮料）会增加膳食中能量的摄入，使体重增加，应限制摄入。总之，碳水化合物是身体重要的能量来源，注意调整碳水摄入的结构，少吃精米白面，多吃全谷物、豆类、蔬果，有助于降低多种疾病风险。

5. 增加纤维摄入

膳食纤维对于预防乳腺癌以及促进康复都起着重要作用。蔬菜和水果含有大量人体必需的维生素、矿物质、生物活性植物素及膳食纤维，且是低能量密度食物，可以帮助保持健康的体重。膳食纤维不仅可以帮助消化，还有助于改善肠道健康。

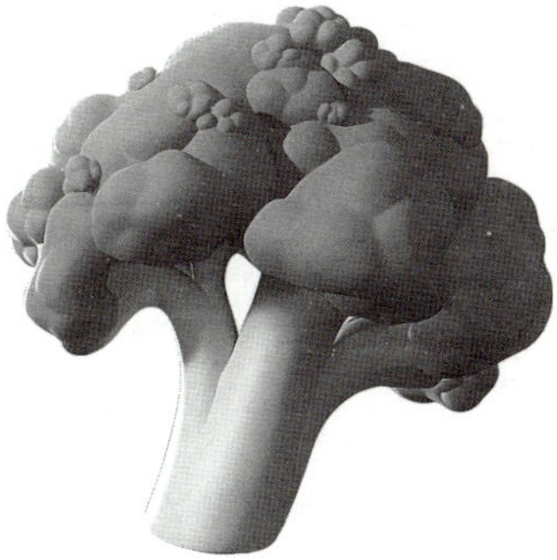

6. 补充充足维生素

维生素 A 类化合物可以通过抗氧化作用、诱导细胞的正常分化、提高机体免疫功能、调控基因表达而起到预防癌症的作用；维生素 C 摄入量与多种癌症的死亡率呈负相关；维生素 E 可以清除自由基致癌因子，保护正常细胞，抑制癌细胞增殖，诱导癌细胞向正常细胞分化，提高机体免疫功能；对于乳腺癌患者来说维生素 D 尤为重要，维生素 D 的不足与乳腺癌的发病和复发相关。建议患者适时地出门晒太阳，以增加体内维生素 D 的合成。如果条件不允许，可以考虑服用维生素 D 的补充剂。

7. 适量矿物质

与疾病相关的常见矿物质主要包括锌、硒和铁元素。锌缺乏或过高与癌症发生有关，过低导致机体免疫减退，过高则影响硒的吸收。硒是谷胱甘肽过氧化酶的重要组成成分，能清除氧自由基，有增强免疫的作用。铁元素过低会导致贫血发生，当体内铁元素过高时，可能会产生过量的自由基，破坏细胞结构，影响乳腺细胞的正常生理功能，从而引发乳腺疾病。

除了以上常见营养素以外，日常饮食中我们还应该注意控制盐的摄入。避免食用过咸的食物，尽量选择新鲜的原料进行烹饪，减少使用调味品。可以使用一些替代品，如香草、食醋等，来增加食物的口味。乳腺癌患者在饮食中需要避免一些特定的食物，如咖啡因含量高的饮料、精制糖、过烫的食物、酒精等。这些食物可能会对患者的康复和治疗产生负面影响。合理地进行饮食摄入将有助于提高治疗效果和控制疾病的进展。

二、豆制品吃多了会引发乳腺疾病吗？

“听说豆浆含雌激素，是不是豆浆喝多了我才得的乳腺癌？”常听到患者产生这类疑问，但事实真是如此吗？

1. 植物雌激素≠雌激素

我们都知道，体内雌激素水平过高会促使细胞过度生长，导致乳腺癌的发生或恶化。但我们日常食用的豆制品如豆腐、豆干、豆浆等所含的“雌激素”其实并不是真正意义上的雌激素，而是一种天然存在于植物中的非甾体类化合物——大豆异黄酮。

2. 大豆异黄酮具有抗肿瘤作用

与众多患者担心的恰恰相反，众多研究表明，大豆异黄酮能降低乳腺癌、前列腺癌和结肠癌等疾病的发病率，缓解更年期因雌激素分泌减少而引起的停经期综合征和骨质疏松症，可抗疲劳、调节血脂、降低胆固醇、预防心血管疾病，有神经保护作用并可以抗神经退行性疾病，具有抗氧化、抗溶血、抗真菌等作用。

研究显示，乳腺癌患者不仅可以正常食用黄豆类食品，而且这种饮食习惯还可能降低部分患者的死亡风险。

原因可能是大豆异黄酮在化学上作为结构类似物与雌激素活性有关，具有抑制和协同的双向调节功效。当人体内雌激素水平偏低时，异黄酮占据雌激素受体，发挥弱雌激素效应，表现出提高雌激素水平的作用；当人体内雌激素水平过高时，异黄酮以“竞争”方式占据受体位置，同时发挥弱雌激素效应，因而从总体上表现出降低体内雌激素水平的作用。

研究还表明，饮食中异黄酮的保护作用在激素受体阴性的乳腺癌患者中最强，其次是没有接受激素疗法的患者。饮食中的异黄酮对激素受体阳性或接受激素疗法的乳腺癌患者不具备保护作用。需要注意的是，只有基于自然饮食中的异黄酮才具有保护作用。

三、高蛋白饮食与乳腺疾病有关系吗？

近年来，随着生活水平的提高，人们餐桌上的食物种类越来越丰富，健康的饮食方式也越来越受推崇，高蛋白饮食则是其中的一种。高蛋白饮食真的与人们常说的一样健康吗？它与我们的乳腺疾病有没有关系呢？

（一）高蛋白食物有哪些？

1. 动物蛋白

（1）牲畜的奶，如牛奶、羊奶、马奶等。

（2）畜肉，如牛、羊、猪肉等。

（3）禽肉，如鸡、鸭、鹅、鹌鹑、鸵鸟的肉等。

（4）蛋类，如鸡蛋、鸭蛋、鹌鹑蛋等。

2. 植物蛋白

大豆及豆制品类，包括黄豆、青豆、黑豆、豆腐等，其中以黄豆的营养价值最高。

干果类：芝麻、瓜子、核桃、杏仁、松子等。

3. 螺旋藻

利用螺旋藻开发的各类食品。

（二）高蛋白饮食与乳腺疾病的关系

部分研究表明，长期摄入高蛋白质食物可能会影响体内激素的平衡，特别是雌激素水平。雌激素是乳腺癌发病的重要影响因素之一，其异常升高或波动可能会增加患乳腺癌的风险。此外，部分高蛋白食物中含有较多的饱和脂肪酸，可能导致肥胖，肥胖也是乳腺癌的一个危险因素，会增加患乳腺癌的风险。

值得注意的是，高蛋白饮食对乳腺癌风险的影响存在个体差异。不同人对高蛋白食物的代谢和反应不同，其影响也会有所不同。因此，适量摄入高蛋白食物、保持均衡的膳食结构和生活方式、定期体检是预防乳腺癌的重要措施。

（三）高蛋白饮食如何吃才健康？

《中国居民膳食指南》建议：每日蛋白质摄入量为1.2～1.5g/kg，摄入富含优质蛋白质的蛋、奶、鱼、肉、大豆类；蛋白质的量以占总能量的15%～20%为宜。

1. 乳制品

乳制品的食用方法很多：用牛奶煲汤或煮粥；面包片或饼干上抹奶酪；水果沙拉或混合沙拉中添加酸奶。如果可以选择，建议选低脂酸奶，更容易消化吸收，且酸奶中的益生菌保护肠道健康，也有一定的防癌作用。如果怕凉，可将酸奶在温水中温热一下，再将酸奶和水果制成奶昔一起饮用味道更好。

2. 蛋类

常食煮熟的鸡蛋，整个食用或将其切碎加入汤和蔬菜中。不要用开水冲鸡蛋，以避免生鸡蛋上的细菌带来的感染风险。所有的鸡蛋均需煮熟以避免有害细菌，刚煮熟的鸡蛋比煮老的鸡蛋更好消化。

3. 肉类、禽类和鱼类

畜禽肉可采用清炖的烹调方法以减少脂肪摄入，鱼可以清蒸或煮汤，放入姜和料酒可以去腥。先吃肉再喝汤。避免食用卤蛋、卤肉。

4. 豆类、坚果和籽类

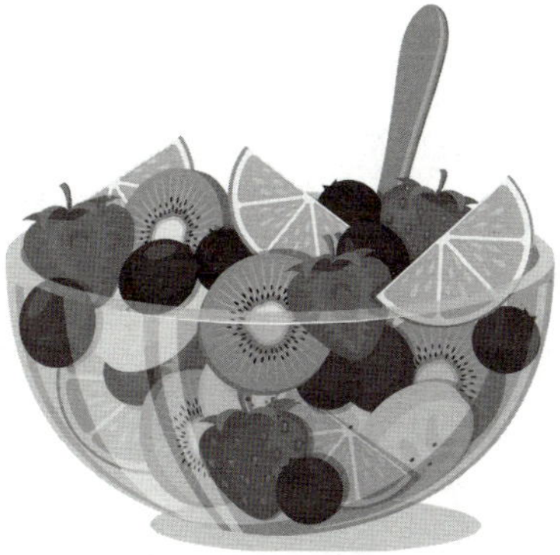

在我国居民日常生活中，大部分人的豆制品摄入量其实是很少的。根据《中国居民膳食指南》建议，每人每天食用30～50g大豆以及大豆制品（豆浆300ml左右）。需要注意的是不要用大豆异黄酮保健品来代替豆类摄入。

大豆（黄豆、青豆、黑豆）及其豆制品（豆腐、豆浆）、鲜豆（扁豆、豌豆）、坚果和种子（核桃、榛子、杏仁、葵花籽、芝麻）都含有很丰富的蛋白质。可将黄豆做成五香黄豆或用来炖肉，豆腐比干豆好消化，鲜豆可煮熟吃，坚果及种子可作为很好的营养加餐食品。将坚果类打碎，添加到水果、蛋挞和蛋羹中，也可将其加到蔬菜和面条中。但在食用豆浆的时候要注意，生豆浆中由于含胰蛋白酶抑制素和皂苷，摄入过多可能导致恶心、呕吐、腹胀、腹泻等。豆浆加热到 80 ～ 90℃时会产生大量泡沫，让人以为已经煮熟而停止加热。建议有浮沫时再调小火力继续加热 3 ～ 5 分钟，经过充分加热后方可安全饮用。

四、高脂肪饮食会引起乳腺疾病吗?

众所周知，肥胖是引起很多疾病的高危因素，如内分泌及代谢紊乱、心血管病、骨关节疾病、睡眠呼吸暂停综合征等。乳腺疾病也不例外。

高脂肪饮食指的是日常进食过多的动物脂肪和一些高热量的食物而使人体内脂肪富集，营养过剩。而脂肪中所含的类固醇可以在人体内转变成雌激素，雌激素则与乳腺癌的发生密不可分。身体内雌激素的水平过高，雌激素与孕激素的平衡失调，乳腺癌的风险就会大大增加。因此，肥胖是乳腺癌发病的高危因素。

目前一般用 BMI 评估肥胖相关的乳腺癌风险，BMI 越高，患癌风险越高。一项针对中国人的研究显示：BMI $> 28kg/m^2$（皮下脂肪增多为主）的女性更容易患激素受体阳性的乳腺癌。

高脂肪饮食的控制是维护健康的重要方面。在饮食结构上，我们需要严格控制脂肪和胆固醇的摄入，特别是动物性脂肪和胆固醇，如猪油、黄油、肥肉等。选择富含不饱和脂肪酸的橄榄油、菜籽油等。增加膳食纤维的摄入，多吃粗粮、蔬菜和水果，均衡饮食结构，才能降低乳腺癌发生的风险。

五、高糖饮食会导致乳腺疾病吗?

糖在广义上又称碳水化合物，是人类的三大供能营养素之一，人体的各种生命活动都需要依靠糖所提供的热量来维持。若每天摄入过多的糖类，多余热量就会转化为脂肪储存于体内，并升高血糖和游离脂肪酸水平，促使胰岛素分泌增多，长期摄入过多糖会引起肥胖和以胰岛素为病理基础的代谢综合征，激化机体内环境紊乱。

(一)高糖饮食主要包括哪些

(1)糖果类：在所有高糖食品中，糖果的糖含量位居榜首，因为它以食用糖为主要原料。

(2)山楂制品类：山楂制品吃起来虽不甜，但其实主要原料是糖。

(3)雪糕、冰激凌类：建议选购雪糕和冰激凌时看配料表，选择糖排在后边的。

(4)饼干、蛋糕类。

(5)甜饮料。

(6)粉糊类食品：常见的有黑芝麻糊、核桃粉、红豆薏仁粉、莲子百合藕粉等。

(二)高糖饮食能不能引起乳腺疾病呢

专家表示，过度摄入糖可增加患乳腺疾病的风险，因长期摄入含糖食物可增加雌激素的合成，而雌激素过剩和失衡，是导致乳腺疾病的根本原因。

高糖饮食可让血液中的胰岛素维持在较高水平，而乳腺癌细胞的生长和繁殖常需要大量的胰岛素做支撑，较高的血糖水平为早期癌细胞的生长提供了“营养基”。此外，高糖饮食还会导致体内炎症反应增加，而炎症环境有利于癌细胞的存活、增殖和转移。因此，爱好高糖饮食的女性要警惕，尤其是本身已患有乳腺疾病的女性更要控制糖的摄入。

（三）高糖饮食到底能不能吃？怎么吃算是适量呢

种类丰富的糖制品饮食中也存在大量的保护因子，有助于人体抵抗肿瘤的发生发展，在维持体内正常生理代谢及抗肿瘤方面发挥着重要作用，如低聚糖、膳食纤维及活性多糖等在增强免疫力、抗肿瘤方面更是受到广泛的关注和认可。

现在营养学认为，健康吃糖标准应该为每日糖摄入量不超过 50g，最好控制在 25g 以内，每日各种添加糖提供的能量比例应控制在 10% 以内。具体该如何吃呢？①合理安排吃甜食的时间，尝试在上午吃，要细嚼慢咽，过快摄入甜食会让血糖迅速升高。②选择低升血糖指数食物。升血糖指数越低，血糖水平升高的相对能力越低。③可选择天然糖类，如蜂蜜。④保证适当程度的运动，消耗掉多余能量。

甜食，有着太多让我们热爱的理由，很难抗拒它的美妙，但一味地嗜甜却会让这种美好变成我们的健康负担。所以，管住嘴，保持健康的膳食方式，这种舌尖上的甜蜜味道才会愈久弥香。

六、膳食纤维可以预防乳腺疾病吗？

良好的膳食营养有潜在的预防肿瘤发生的作用，大量文献证实，被称为“第七大营养素”的膳食纤维，它的摄入量与乳腺疾病的发生风险呈负相关，摄入越高，患乳腺疾病的风险越低。

人类膳食中的纤维素主要存在于蔬菜和粗加工的谷类中。

膳食纤维具有吸收并保存水分的特点，多食可增加粪便量，促进肠蠕动，加快粪便的排泄，从而缩短致癌物质在肠道内的停留时间。

更重要的是它能与肠道内有害及致癌物质结合并促其排出，促进致癌物质分解。膳食纤维还可促进益生菌生长，抑制致病菌生长，从而抑制致癌物生成。

有研究显示，如果女性在青春期和青年期食用较多含膳食纤维的食物，患乳腺癌的风险会明显降低。每天摄入 30g 以上的膳食纤维，可以降低 50% 患乳腺癌的风险，即使每天只吃 20g，癌症风险也能下降 15% 左右。因此，膳食纤维在预防乳腺癌方面具有重要作用。

七、咖啡因对乳腺疾病有影响吗?

咖啡因是一种黄嘌呤生物碱化合物，是一种中枢神经兴奋剂，能够暂时地驱走睡意并恢复精力。有咖啡因成分的咖啡、茶、软饮料及能量饮料十分畅销，同时咖啡因也是世界上普遍被使用的精神药品。

咖啡因对乳腺疾病的影响比较复杂，其影响程度因个体差异、饮用量及乳腺疾病的类型而异。一般来说，适量的咖啡因摄入一般不会对乳腺造成影响，但长期大量饮用浓咖啡可能会加重乳腺增生，因为咖啡中含有大量的黄嘌呤，黄嘌呤可促使乳腺增生。

因此，在饮用咖啡时，应关注自身健康情况，适量饮用并结合健康的生活方式来维护乳腺健康。

八、酒精与乳腺疾病有关系吗?

大量研究证实，酒精摄入增加与女性乳腺癌的发病风险呈正相关。酒精暴露明显提高女性乳腺癌的发病风险，且这种风险随着酒精摄入量的增加而增加。

乳腺癌是雌激素依赖型的肿瘤，雌激素水平对乳腺生长、发育以及乳腺上皮细胞的凋亡和增殖都会产生影响，血液中雌激素的暴露时间延长或水平升高均会提高乳腺癌的发病风险。酒精通过多种方式干扰雌激素通路，影响乳腺组织细胞分化。同时，酒精代谢产物乙醛具有致突变和致癌作用，可通过削弱抗氧化防御系统和DNA甲基化引起DNA损伤。

有研究显示，与不饮酒的女性人群相比，少量饮酒（酒精摄入不超过12.5g/d）可使乳腺癌的发病风险增加7%，这提示即使是少量饮酒也会成为乳腺癌的危险因素。

因此，应持续关注女性日常生活中的酒精摄入量，倡导女性减少酒精的摄入或不饮酒。

第十一章　乳腺增生患者的饮食

一、适合乳腺增生患者吃的食物有哪些？

乳腺增生是目前各种乳腺疾病中发病率最高的疾病，是一种慢性的乳腺疾病，在积极配合治疗的同时，也要注意饮食的合理搭配，合适的食疗能行气通络、化瘀散结，那么适合乳腺增生患者吃的食物有哪些呢？

（一）新鲜蔬菜及水果

新鲜的蔬菜及水果含有丰富的膳食纤维，能有效延缓胃的排空，延长食物经过消化道的时间，进而有效减少脂肪的吸收，抑制脂肪的合成，对控制女性体内雌激素水平十分有效，有利于乳腺增生的恢复。在日常生活中应多吃新鲜的蔬菜及水果，建议每日摄入蔬菜 500g、水果 250g，蔬菜有黄瓜、丝瓜、胡萝卜、西红柿、菜花、南瓜和一些绿叶蔬菜类，丝瓜具有通经活络的功效，且丝瓜中含有一种干扰素诱生剂，可以在人体

内催生干扰素，因此具有很好的抗癌作用。水果有猕猴桃、草莓、葡萄、无花果等，这里特别提到无花果，因为无花果被称为“天然黄体酮”，可以调节女性体内雌激素，将雌激素控制在合理范围内，进而改善女性的乳腺增生症状。另外，无花果也被誉为“抗癌之果”，其中含有的羽扇豆醇能够抑制癌细胞生长，适量食用无花果可以预防乳腺增生癌变。

（二）牛奶及奶制品

牛奶及奶制品中含有可抑制合成胆固醇还原酶的活性物质，能刺激机体的免疫系统，提高机体免疫力，同时其含有丰富的钙质，有利于乳腺保健。另外酸奶可增强肠蠕动，减少脂肪的吸收，从而降低乳腺增生的发生概率。

（三）鱼类及海产品

鱼类含有机体必需的氨基酸和不饱和脂肪酸，可预防乳腺增生的发生，保护乳腺。如甲鱼、泥鳅、带鱼、鱿鱼、海参，以及海带等，其中海带是一种大型食用藻类，对于女性来说，不仅有美容、美发、瘦身等保健作用，还能辅助治疗乳腺增生。有研究表明，海带具有软坚散结的功效，对乳腺增生有缓解作用，海带中还含有大量的碘，碘可刺激垂体前叶黄体生成素释放，促使卵巢滤泡黄体化，从而使雌激素水平降低，使内分泌失调得到调整，降低女性患乳腺增生的风险。

（四）谷物类

大豆类食物对乳房健康大有裨益，大豆以及由大豆加工而成的食物，如豆腐、豆浆等，其中含有丰富的异黄酮，能降低机体内的雌激素水平，减少乳房不适，降低乳房增生的发生率。大麦类食物如小麦、玉米等，富含纤维素，能加快身体对脂肪和胆固醇的新陈代谢，降低胆固醇，并预防乳腺增生癌变。

（五）食用菌类

食用菌类是天然的生物反应调节剂，能增强人的免疫力，增强身体抵抗力，预防乳腺增生。常见的食用菌类有木耳、银耳、香菇、猴头菇等。

（六）坚果和种子类食物

坚果和种子类食物如花生、核桃、芝麻等，富含丰富的维生素 B_6 和维生素 E，对于预防乳腺增生有良好的效果，另外，这些食物含有丰富的卵磷脂和优质蛋白，都是天然的抗氧化剂，有防癌抗癌的作用。

二、乳腺增生的饮食禁忌有哪些?

女性患上乳腺增生，在治疗的同时还应做好日常的保健工作，特别是饮食上需要多加注意，那么乳腺增生患者不能吃什么呢?

（一）可可、咖啡、巧克力以及奶茶等食物

含有大量的黄嘌呤，是诱发乳腺增生的重要因素，乳腺增生患者应尽量做到杜绝食用。

（二）雌激素含量高的食物

蜂王浆、燕窝、动物胎盘等食物富含雌激素，应尽量避免过多食用。过量服用不仅不会达到养身的效果，可能还会增加乳腺增生的风险。另外，女性也应尽量避免食用含有雌激素的鸡肉、牛肉等。

（三）刺激性食物

乳腺增生患者，不可食用刺激性食物，如过量的葱、姜、蒜和辛辣食物或调味品。另外油炸食物可能会加重乳房胀痛感，乳腺增生患者应少食油炸食物。

（四）含盐量高的食物

盐容易刺激女性性激素的分泌，雌激素分泌过多则会加重乳腺增生。腌制食物含盐量非常高，过量食用腌制食物不仅会加重乳腺增生的病情，还会增加治疗的难度，另外腌制食物中含有过量的亚硝酸盐，有致癌的风险。

（五）高脂肪食物

高脂肪食物是引起女性乳腺疾病的一个重要因素，高脂肪食物不仅会导致摄入热量过多，也会导致摄入过量的胆固醇，应尽量避免食用肥肉等油腻食物。

（六）保健品

许多女性认为保健品对乳房健康有益，但是大部分丰乳保健品含有大量的雌激素，会诱发乳腺增生，女性对于此类保健品需慎重使用。此外，女性也应少使用含有激素的化妆品。

（七）酒精

如今女性饮酒并不罕见，许多女性在压力下习惯性地饮酒，事实上酒精对机体有刺激作用，会导致雌激素水平升高，增加女性患上乳腺增生的概率。

第十二章　乳腺纤维腺瘤患者的饮食

一、乳腺纤维腺瘤患者该如何吃？

乳腺纤维腺瘤是女性常见的良性肿瘤，患上乳腺纤维腺瘤之后，在日常饮食方面要特别注意，改变不良的饮食习惯和烹饪方式，多吃简单、新鲜、加工程度低的健康营养食物。

（一）高蛋白饮食

乳腺纤维腺瘤的患者应多吃高蛋白的食物。蛋白质是人体中不可缺少的营养元素之一，高蛋白的食物对人体健康有益，可以补充人体氨基酸，增加患者的营养和抵抗力。我们日常所吃的很多食物当中都含有丰富的蛋白质，如牛奶及奶制品、鱼类、豆类、鸡蛋等，多摄取一些对乳腺纤维腺瘤的康复是有好处的。

（二）富含维生素的食物

维生素是维持人体的正常生命活动所必需的一类重要物质，有调节人体生长代谢、提升免疫力、补充人体必需营养等诸多好处。乳腺纤维腺瘤患者宜多补充维生素，新鲜的水果、蔬菜里面就含有丰富的维生素，如胡萝卜、青菜、芹菜、苹果、猕猴桃、椰子等。

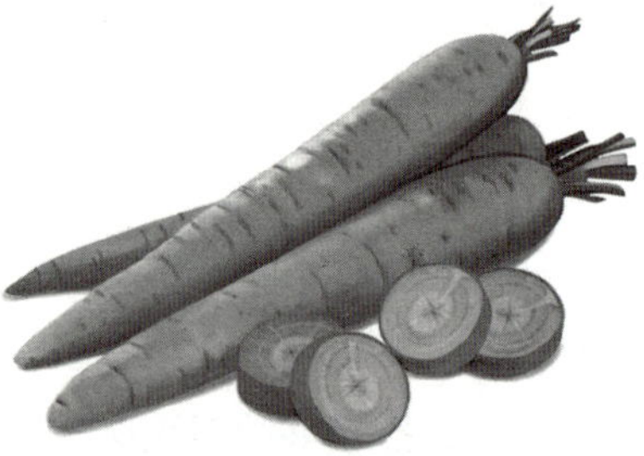

（三）富含微量元素的食物

微量元素与人类健康有密切关系，摄入过量、不足或缺乏都会不同程度地引起人体生理的异常。在保证饮食均衡、健康的基础上，乳腺纤维腺瘤患者可适量摄入富含微量元素的食物，如鱼、坚果类和谷类（大麦、玉米、大米、燕麦及小麦等全谷食物），可以促进新陈代谢，增强机体免疫力。

（四）健康的烹饪方式

乳腺纤维腺瘤患者应改变烹饪方式，用蒸、煮代替烧烤、烟熏、腌制，烹饪时要用植物油（含不饱和脂肪酸）来代替动物油（含饱和脂肪酸），尤其提倡用橄榄油。健康的烹饪方式可以最大限度地保留食物中的营养素，促进消化吸收。

二、乳腺纤维腺瘤的饮食禁忌有哪些？

对于乳腺纤维腺瘤患者而言，要想早日康复，要特别注意饮食上的禁忌，避免因饮食不当导致病情加重。乳腺纤维腺瘤的饮食禁忌有哪些呢？以下几类食物要特别注意：

（一）雌激素含量较多的食物

在我们日常生活中，像蜂王浆、蜂胶、人参等，都是雌激素含量较多的食物。许多保健品和药品中也含有雌激素，所以乳腺纤维腺瘤患者对保健品和含雌激素的药物要谨慎食用。乳腺纤维腺瘤的患者也不建议使用含有激素的化妆品。

（二）高脂的食物

乳腺纤维腺瘤患者要少吃高脂的食物，如肥肉、油炸食品、动物内脏、奶油制品等。因为经常食用高脂的食物不仅会导致肥胖的发生，脂肪还很容易堆积在乳房处，从而导致乳房的负担加重，使病情加重。更严重的是，高脂肪食物会让女性体内雌激素分泌紊乱，甚至还会诱发妇科肿瘤。

（三）刺激性食物

胡椒、桂皮、丁香、小茴香、生姜等调味品，如果过量食用的话，很容易引起失眠，不利于疾病的恢复，甚至还会引起病情的加重，乳腺纤维腺瘤患者要想早日康复，要避免食用刺激性食物及调料。

除了以上三类之外，对于乳腺纤维腺瘤患者而言，还需要忌口的食物有人们经常说的发物，如狗肉、羊肉以及各类海鲜等。腌制、烟熏、火烤和油炸的食物，特别是烤糊焦化了的食物也是要少吃的。这些食物不仅对早日康复毫无帮助，还会导致病情加重。同时还要戒烟限酒，养成良好的饮食习惯，注意合理搭配、均衡饮食，避免暴饮暴食。

总而言之，乳腺纤维腺瘤的饮食调理需要一个长期的过程，养成科学合理的饮食习惯，注意合理搭配、均衡饮食，不仅对乳腺疾病的治疗有益，对其他疾病的预防也是有作用的。

第十三章　乳腺囊肿患者的饮食

一、适合乳腺囊肿患者吃的食物有哪些?

患者出现乳腺囊肿后，在治疗的同时，还需要对日常的饮食多注意。那么乳腺囊肿可以吃什么?

1)常吃海带。海带有消除疼痛、缩小肿块的作用。多吃橘饼、牡蛎等行气散结之品。

2)适当补硒。硒是人体不可缺少的微量元素，具有极强的抗氧化能力。补硒能增强细胞抗氧化能力，调节内分泌和新陈代谢，清除体内毒素，对于预防乳腺疾病有一定的效果。

3)适量摄入苹果、橘子、火龙果等水果。这些水果的含糖量都比较低，能够减少对乳腺组织的刺激，但是要注意控制食用量，以免增加胃肠道负担。

(1)苹果：苹果中的黄酮类物质有抗氧化功效，能够减少体内的自由基，提高细胞的活性，而且还含有丰富的果胶，可以使胃肠蠕动的速度加快，能够吸附肠道内的毒素，生津开胃，预防便秘。

(2)橘子：橘子中富含维生素C、膳食纤维、蛋白质等，能够及时为机体补充营养，提高机体免疫力，还具有疏肝理气等功效。

(3)火龙果：火龙果中富含花青素，也有抗氧化的功能，还含有铁、维生素C等多种营养元素，能够预防贫血，提高免疫力。

二、乳腺囊肿的饮食禁忌有哪些?

乳腺囊肿是常见的乳腺良性病变，这种疾病并不存在绝对的饮食禁忌。但为了控制疾病，防止病情加重，所以在日常饮食的选择上需要慎重。

（1）辛辣刺激性食物：主要包括烟、酒、麻辣食品、咖啡等，这些容易导致局部血液循环加快、血管扩张，如果乳腺本身就有囊肿，这种情况可能会导致不适症状加重，不利于病情恢复。

（2）油腻性食物：主要包括肥肉、油炸食品等，因为这些食物属于高热量、高脂肪食物，如果不注意节制，会使患者的体重迅速增加导致肥胖。肥胖会影响患者的内分泌，导致内分泌失调，加重乳腺囊肿，引起乳房疼痛等症状。

（3）腌制性食物：主要包括腊肉、熏肉、咸菜、泡菜等，这些食物都含有不同程度的亚硝酸盐，亚硝酸盐具有致癌作用。乳腺囊肿虽然癌变的概率较低，通过饮食摄入的亚硝酸盐也比较有限，但也有可能会导致癌变，因此需要尽量避免吃腌制食品。

（4）含有雌激素的食物、药物及含雌激素的美容用品，如蜂王浆、动物胎盘等，尽量避免食用。

第十四章 乳腺炎患者的饮食

一、哺乳期乳腺炎患者该如何吃?

哺乳期乳腺炎多由化脓性细菌侵入乳腺引起，会出现红、肿、热、痛等表现，由于发热患者的机体代谢率增加，需要摄入高热量、高蛋白、低脂食物。在日常生活中高热量、高蛋白、低脂食物有很多，如豆类、蛋奶类、瘦肉类等。

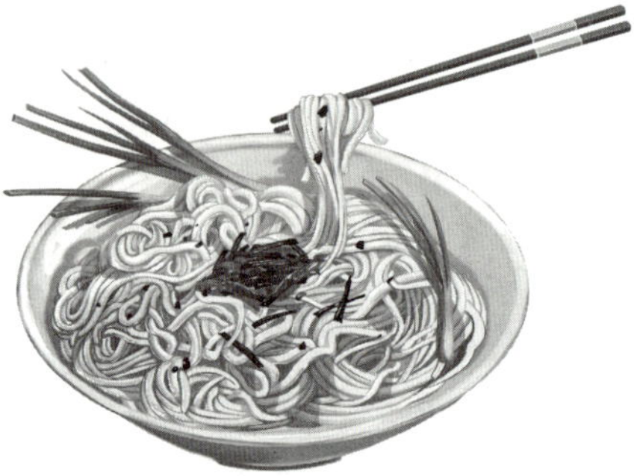

豆类：黄豆、红豆、黑豆、绿豆以及豆腐、豆浆等豆类制品。

蛋奶类：鸡蛋、鸭蛋、鹅蛋、牛奶、奶粉、奶酪等。

肉类：鸡肉、鸭肉、牛肉、羊肉、鱼肉。

除此之外，还要多饮水，进食高维生素和易消化的食物，主要包括新鲜的水果、蔬菜，如西红柿、胡萝卜、西兰花、香蕉、苹果等，这些食物中都含有丰富的维生素，有助于提高机体免疫力。

二、哺乳期乳腺炎患者的饮食禁忌有哪些？

乳腺炎患者在治疗期间需要忌食辛辣、油炸、动物脂肪及陈腐发霉的食物，如辣椒、花椒、芥末、酒、腌制食品等，以免加重胃肠道的负担。

三、非哺乳期乳腺炎患者该如何吃？

非哺乳期乳腺炎不同于一般的哺乳期化脓性乳腺炎，它的发病机制更加复杂，病程较长，与病原体感染、自身免疫性疾病相关。保持饮食均衡，以清淡、易消化、富含营养的食物为主。摄入优质蛋白质，有助于促进身体恢复。

四、非哺乳期乳腺炎患者的饮食禁忌有哪些？

避免进食辛辣刺激饮食（如煎炸、麻辣和海鲜类饮食），术后 1 ～ 2 年避免摄入催乳食品（如笋、猪蹄和鱼汤等），避免含雌激素、孕激素食物，少吃高脂肪、高热量食物（肥肉、乳酪、奶油等），这些食物可能会加重临床症状。

此外，禁用含性激素类食品及药物，慎用进口的紧急避孕药，如左炔诺孕酮片、炔雌醇环丙孕酮片、屈螺酮炔雌醇片；慎用抗抑郁症精分药物，如奥氮平、舒必利等。

第十五章　乳腺结节患者的饮食

一、乳腺结节患者该如何吃？

发现乳腺结节，首先我们应做到营养均衡。①新鲜蔬菜和水果：如西兰花、胡萝卜、菠菜、苹果、橙子等，富含维生素、矿物质和抗氧化剂，有助于改善乳腺健康。②富含纤维的食物：如全麦面包、燕麦、豆类等，可促进肠胃蠕动，减少雌激素的积累。③高蛋白质食物：如鱼、瘦肉、牛奶等，增强机体免疫力，促进伤口愈合。

其次我们还可以吃一些能够消肿散瘀的食物。

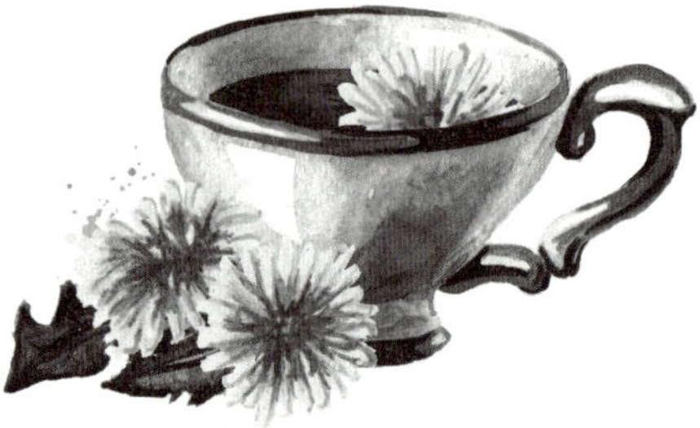

（1）豆制品：如（豆皮、豆腐、腐竹等）中含有异黄酮，这是一种植物雌激素，它可以双向调节体内雌激素平衡，调节内分泌，降低乳腺结节的发生风险。

（2）蒲公英：当出现乳腺结节的时候，可以适当地吃一些蒲公英。蒲公英有解毒、清热、消肿、散瘀等一系列功效，对于一些乳腺疾病，如乳腺增生、乳腺炎，都有着一定的改善作用。在日常生活当中，可以吃凉拌蒲公英，或者是用蒲公英泡茶饮用，都有改善症状的效果。

（3）无花果：无花果富含黄体酮以及维生素等成分，能够调节女性身体中的激素水平，达到缓解乳腺结节的效果。另外，还能够起到预防乳腺癌的作用。

（4）海带：常被人们称为“天然黄体酮”。海带富含碘元素，这种成分能够让女性体内的卵巢黄体化，调节女性体内激素水平，具有疏通乳腺、软坚散结的功效，达到防治乳腺结节的作用。

（5）陈皮：陈皮具有疏肝理气的作用，乳腺结节患者在日常生活中可以适当地饮用一些陈皮泡的水，或者是用陈皮搭配煲一些汤饮食用，能够起到疏通经络以及活血的效果。对于乳腺结节，有着一定的治疗效果。

（6）丝瓜：丝瓜具有通经活络的功效，能够抑制结节的生长，同时也能够促进乳腺细胞的修复和改善。

（7）菌类：一些菌类食物（香菇、蘑菇）能够起到滋补的效果，而且还是身体天然的生物反应调节剂，能够增强人体免疫功能，降低患病风险。

（8）玫瑰花：玫瑰花具有滋阴调养、疏肝解郁的功效。玫瑰花对乳腺结节有活血化瘀的功效，能促进身体血液循环，通经活络。玫瑰花中的维生素和矿物质元素能参与多种激素的合成，改善女性身体内分泌水平，缓解因雌激素增加而引起的乳腺结节。

二、乳腺结节患者的饮食禁忌有哪些？

（1）高油脂类食物：如炸鸡、烧烤、肥肉等，可能导致肥胖，增加雌激素的分泌，加重乳腺结节。

（2）辛辣食物：如辣椒、花椒等，可能刺激乳腺组织，加重症状。

（3）含咖啡因的食物：如咖啡、巧克力等，这类食物中含有大量的黄嘌呤和咖啡因，会刺激女性体内雌激素分泌，促进乳腺增生，造成乳腺结节增大。

（4）含酒精的食物：如白酒、啤酒、红酒、果酒等，应避免饮酒，尤其是过量饮酒可增加患乳腺癌的风险。

（5）富含激素类食物：如雪蛤、蜂王浆、高丽参，这些食品虽然富含营养，却含有大量的激素。这些激素会导致乳腺疾病患者体内的激素水平紊乱，从而影响到乳腺健康。

除了饮食方面，乳腺结节患者还应该注意生活习惯的调整，规律作息、避免熬夜可以减轻乳腺结节的症状。另外，适当的运动也能增强患者的免疫力，有助于抵抗乳腺结节的侵袭。

第十六章　乳腺癌患者的饮食

一、乳腺癌患者术前怎么吃？

手术是乳腺癌患者主要的治疗方法之一。准备接受手术治疗的患者术前饮食应以改善身体营养、保证治疗进行为原则，为术后恢复打造良好基础。据《乳腺癌患者的营养治疗专家共识》推荐，乳腺癌患者能量供给为 25 ～ 30kcal/（kg · d），蛋白质的摄入量为 1.2 ～ 1.5g/（kg · d），存在严重消耗的患者蛋白质的摄入量可增至 1.5 ～ 2g/（kg · d）。

术前 1 ～ 2 周：建议增加蔬菜、水果、全谷类食物（糙米、小米、玉米、燕麦、荞麦等）、优质蛋白（低脂奶制品、坚果、大豆类、白肉类等）的摄入；减少高糖高盐、饱和脂肪酸（肥肉、猪油、黄油等）、反式脂肪酸（饼干、蛋糕、花生酱、代可可脂巧克力等）及精制谷物的摄入；限制酒精、红肉和加工肉、甜点、油炸制品的摄入。

手术前 1 天：进食清淡易消化食物。

手术当天：无特殊误吸风险及胃排空障碍的手术患者，麻醉前 6 小时禁食，2 小时禁饮。

二、乳腺癌患者术后怎么吃？

乳腺癌患者手术后要想恢复得好，饮食调控必不可少，手术后应尽早开始摄入正常食物。

乳腺癌术后的饮食应以易消化、低脂、优质蛋白质为主，富含维生素A、维生素C、维生素E的蔬菜和水果为辅，饮食均衡、多样化，并适量摄入高纤维食物。同时，应避免辛辣刺激性、肥腻、油炸、腌制、烟熏等食物。

（一）增加营养，促进恢复

1. 高蛋白食物

瘦肉、鱼类、蛋类、豆类及豆制品等富含优质蛋白质，有助于伤口愈合和身体恢复。比如，鸡肉可以做成鸡汤，既美味又营养；鱼肉可以清蒸，保留其丰富的营养成分。

2. 富含维生素的食物

新鲜的水果和蔬菜含有丰富的维生素C、维生素E和β-胡萝卜素等抗氧化剂，能增强机体免疫力。例如，橙子、草莓、猕猴桃等水果富含维生素C；菠菜、胡萝卜、南瓜等蔬菜含有大量的β-胡萝卜素。建议每天摄入多种颜色的蔬菜和水果，以保证摄入足够的维生素和矿物质。

3. 富含膳食纤维的食物

全谷物、豆类、蔬菜等富含膳食纤维，可促进肠道蠕动，预防便秘。像燕麦、糙米等全谷物可以煮成粥或做成米饭，豆类可以煮汤或炒菜。

（二）避免不利因素

1. 控制脂肪摄入

减少动物脂肪的摄入，如肥肉、黄油等。可选择富含不饱和脂肪酸的植物油，如橄榄油、玉米油等。避免食用油炸食品和高脂肪的加工食品。

2. 避免刺激性食物

尽量少吃辛辣、刺激性食物，如辣椒、花椒等，以免刺激伤口，影响愈合。戒烟限酒，酒精和烟草对身体的恢复不利。

3. 避免含雌激素的食物

避免食用蜂王浆、雪蛤等可能含有雌激素的食物，以免影响乳腺癌的治疗效果。

三、乳腺癌患者化疗期间怎么吃?

化疗期间的饮食原则：高蛋白、高维生素、低脂肪、易消化、清淡饮食，多食新鲜蔬菜、水果，食物要多样化，色香味要合胃口。

化疗会引起患者不同程度的食欲下降、恶心、呕吐、腹泻、便秘，也会导致白细胞水平下降、抵抗力下降，致使患者无法完成化疗计划。因此，加强饮食护理，维持化疗患者的营养水平至关重要。

恶心、呕吐：化疗前后 1 ～ 2 小时避免大量进食，此阶段胃内容物基本排空，胃黏膜刺激小，可以减轻恶心、呕吐反应。化疗期间避免进食过油、过甜、过冷的食物，以免引起恶心、呕吐。可进食少量酸性食物，如山楂、陈皮、话梅等，多食西红柿、橙子、柠檬等含丰富维生素 C 的食物，以减少恶心、呕吐等不良反应的发生。含服生姜片也有止吐健脾作用。

腹泻：腹泻患者避免进食油腻、生冷、辛辣及粗纤维丰富（如芹菜、韭菜等）的食物，以清淡饮食为主。

便秘：多饮水，每日 2 000ml 以上，清晨起床后喝蜂蜜水，多食新鲜蔬菜、水果及含粗纤维的食物，促进肠蠕动。

口腔溃疡：养成按时刷牙、饭后漱口的习惯，避免进食过热、过硬的食物，补充高营养流质或半流质饮食，如汤类、粥类、菜泥等。多吃富含维生素 B 的食物，如牛奶、豆制品、鱼、蛋类、绿叶蔬菜、动物肝脏等。

贫血：适当补充富含铁的食物，如木耳、菠菜或五红汤（枸杞、红枣、红豆、红皮花生米、红糖）。

增强免疫力：吃蘑菇、银耳、木耳、动物肝脏、胡萝卜等以增强免疫力。适当多吃五黑食品，即黑芝麻、黑米、黑豆、黑枣、黑木耳等。

四、乳腺癌患者放疗期间怎么吃?

乳腺癌放疗的不良反应以局部反应为主，全身反应相对较轻。局部反应主要表现为放射性皮炎、放射性食管炎、放射性肺炎及上肢水肿等，较轻的放射性皮炎和放射性食管炎可以自愈。全身反应主要表现为恶心、食欲缺乏、头晕、乏力及白细胞水平下降等。

患者放疗期间应多饮水促进毒素排出，每日饮水量在 2 000 ～ 4 000ml。同时需要戒烟、戒酒，多休息，做好皮肤护理，穿宽松的棉质衣服，避免佩戴金属饰品。照射治疗前后半小时不可进食，以免加重恶心、呕吐。放疗期间应清淡饮食，避免食用辛辣刺激性、腌制、熏制、发霉和坚硬的食物。

少食多餐，多食用富含高维生素、高蛋白、高热量、易消化的食物，增加乳制品、豆制品、水果的摄入，如瘦肉、鸡肉、鱼肉、鸡蛋、甲鱼、百合、莲子肉、银耳、燕窝、菠菜、韭菜、番茄、大豆、核桃、花生等。要避免服用含有雌激素的保健品，如雪蛤、蜂王浆等，以免造成患者雌激素水平升高，影响治疗效果。

患者若出现胃肠道反应，在饮食方面要做到“五忌三要”。

“五忌”：一忌食用甜、腻、辣、炸、烤食品；二忌酒精；三忌食用浓烈气味的食品，如臭豆腐、奶酪等；四忌某些含5-羟色胺丰富的食品，如核桃、茄子等；五忌餐后立即躺下，避免食物反流引起恶心。

“三要”：一要少食多餐，每日可食5～6餐；二要选择碱性或固体食物；三要食用营养丰富的清火食物，如绿豆、雪梨、冬瓜、苦瓜、豌豆等。

若出现口腔黏膜损伤时，应保持口腔卫生，并选用柔软牙刷，餐前、餐后及睡前刷牙漱口。鼓励患者进食营养丰富的食物，如肉、鱼、鸡蛋、牛奶、水果汁、鸡蛋羹、米粥、果蔬汁等；避免食用过冷、过热及酸辣、粗糙的刺激性食物等。

五、乳腺癌内分泌治疗期间怎么吃?

乳腺癌内分泌治疗是通过各种方法降低体内雌激素水平，或者阻断雌激素与激素受体的结合，从而减少乳腺癌复发的一种治疗方法。

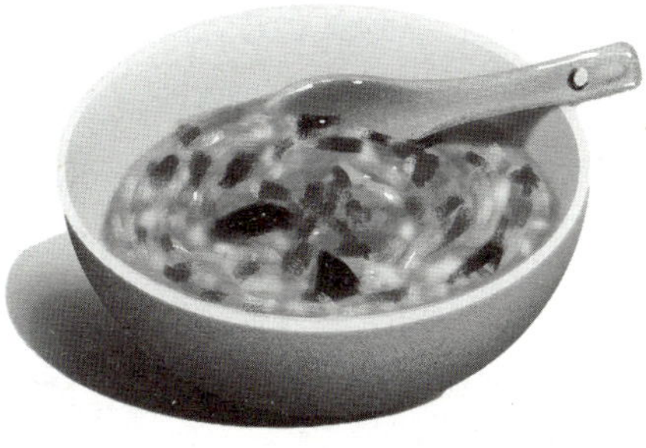

乳腺癌内分泌治疗期间，应多食用高蛋白、高维生素、低

盐、低脂的食物，如鸡鸭鱼肉、鸡蛋、鹌鹑蛋、豆腐、绿豆。平时还可多喝新鲜蔬菜汁及水果汁，如甜菜汁、胡萝汁、葡萄汁、樱桃汁及所有深色的果汁，果汁在早晨饮用最佳，蔬菜汁则在下午饮用最佳。多吃碱性食物，如红豆、萝卜、苹果，大豆、胡萝卜、番茄、香蕉、橘等。

此外，由于内分泌治疗期间，部分药物有增加骨质疏松的风险。在饮食上，需注意多补充富含维生素 D、钙质的食物，如奶制品、豆制品、海产品和绿叶蔬菜、动物肝脏和菌菇类食物。

在内分泌治疗期间，除了饮食调整以外，还需要注意生活方式的改善。适当进行体育锻炼，规律作息，才能达到更好的治疗效果。

六、乳腺癌患者康复期的饮食原则有哪些？

（1）避免过度补充营养，导致肥胖影响健康。不同于其他癌症的是，乳腺癌患者更易出现营养过剩，其主要原因是部分患者为减轻化疗不适，在化疗期主动进补大量营养剂和缺乏运动锻炼。国内外的研究结果均显示乳腺癌患者营养过剩的发生率在 50% 以上。营养过剩不仅会增加乳腺癌复发的风险，也会增加其他慢性疾病的风险，如心血管疾病、糖尿病等。

（2）以低脂饮食为主。研究人员发现，食用低脂食物会使女性死于乳腺癌的风险降低 21%。低脂饮食是指膳食脂肪占膳食总热量的 30% 以下或者全天脂肪摄入量小于 50g 的饮食方式。在生活中真正应该避免或减少高脂肪食物的摄入，如黄油、内脏、油炸食品、腌制食品等。

（3）注重饮食的多样化，保证营养均衡。饮食干预强调增加水果、蔬菜、全谷物和脱脂或低脂奶制品的摄入，包括瘦肉、家禽、鱼、豆类的摄入，以及少摄入饱和脂肪、反式脂肪、胆固醇、盐（钠）和添加糖的食物。乳腺癌患者可以食用新鲜的豆浆或豆腐这类传统制品，但需要谨慎选择含有异黄酮的营养补充剂 / 保健品。另外，不要吃富含雌激素的保健品，如蜂王浆、胎盘、花粉及其制品等。

第十七章　乳腺疾病的治疗与预防

一、乳腺增生需不需要治疗？

乳腺增生症状较轻的患者，平时乳房疼痛不严重，随月经周期有波动，一般不需要药物治疗。

如果乳腺增生的时间比较长，症状比较重，能摸到明显的肿块，乳房胀痛，影响生活，这时候就需要治疗了。

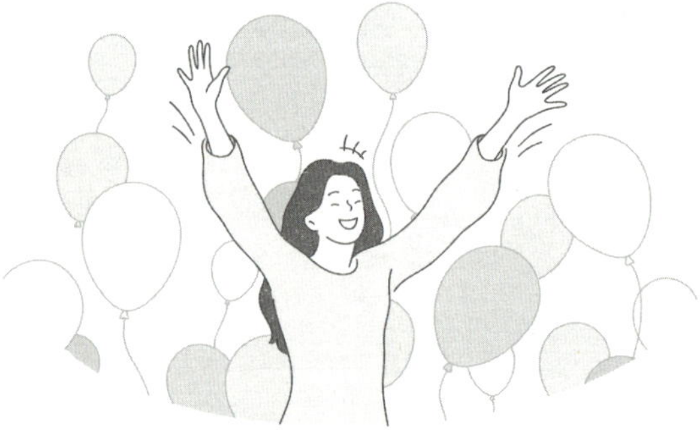

乳腺增生目前主要采用中医药治疗，口服或外敷，还可以配合维生素 A、维生素 B_6、维生素 E 口服治疗，对调节体内雌激素有帮助。乳腺增生通过治疗能治好，但容易复发或加重，因为导致乳腺增生的根本原因是内分泌紊乱，影响内分泌的因素有很多，控制不好，就会复发或加重。

二、乳腺纤维腺瘤必须做手术吗?

乳腺纤维腺瘤是否需要手术要根据肿块大小、程度，患者年龄等因素综合考虑。

乳腺纤维腺瘤是一种乳腺良性疾病，如果瘤体比较小，患者没有出现任何不适，可以不做手术，定期复查。如果患者乳腺纤维腺瘤在短时间内体积增长较快，还出现乳房疼痛、刺痛等症状，检查发现有癌变的可能，则需要及时采取手术治疗，将病变组织切除。

三、乳腺囊肿需要手术切除吗?

乳腺囊肿是一种常见的乳腺疾病，它通常是良性的，大多数情况下并不需要手术切除。

如果乳腺囊肿没有引起明显症状，如疼痛、不适或快速增大，医生通常会采取保守的观察和管理方法。这包括定期随访观察、乳房自检和乳腺检查。

然而，在某些情况下，医生可能会建议手术切除乳腺囊肿。以下是一些可能需要手术切除的情况。

(1)引起明显症状：乳腺囊肿引起剧烈疼痛、不适或严重影响生活质量。

(2)大型囊肿：乳腺囊肿非常大，导致乳房形状改变或压迫周围组织。

(3)疑似恶性变化：尽管乳腺囊肿本身不会癌变，但乳腺囊肿和乳腺癌可以同时存在。如果医生在检查中怀疑囊肿内存在异常细胞，可能会建议手术切除，并进一步进行病理检查。一些恶性肿瘤，如乳腺黏液癌，也是以囊肿为主，会出现囊壁增厚及囊壁赘生物，此时则需要考虑手术切除，也可通过活检来明确诊断。

（4）重复感染或囊肿反复出现：如果乳腺囊肿反复感染，或囊肿在多次穿刺后仍然反复出现，医生可能会考虑手术切除以避免再次发生。

四、如何预防乳腺增生、乳腺纤维腺瘤和乳腺囊肿?

（1）健康饮食：均衡饮食对于维持乳房健康至关重要。建议摄入丰富的新鲜蔬菜、水果、全谷物、低脂乳制品和富含健康脂肪的食物，如鱼类、坚果和橄榄油。避免高脂肪和高糖的食物，尽量减少加工食品和饮料的摄入，不吃雌激素喂养的鸡、牛的肉等。

（2）适度运动：注意保持生活规律，劳逸结合，选择适合的有氧运动方式，如快走、跑步、游泳等，可以提高血液循环，增强免疫系统功能，预防肥胖，减少激素水平的波动，从而有助于减少乳腺疾病发生的风险。

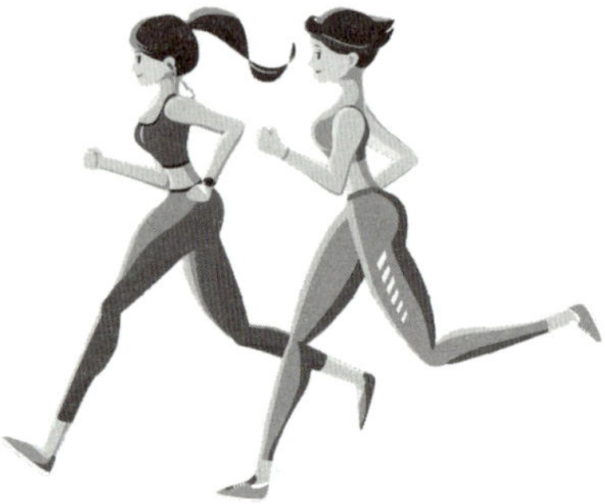

（3）平时保持心情愉快，避免情绪波动，更不应长期处于精神抑郁状态，月经前后应尤为注意。

（4）避免长期使用含激素的保健品以及含雌激素的药物，禁止滥用避孕药及含雌激素的美容产品。

（5）穿戴合适的胸罩：穿戴合适的胸罩可以减少乳房的压力和不适感，避免乳房组织的挤压和阻塞，有助于维持乳房的正常血液循环。

（6）定期乳房自检和乳腺检查：每月在月经结束后的几天进行乳房自检，注意观察有无肿块、异常感觉或其他症状。此外，根据医生的建议，定期进行乳腺检查，包括乳房触诊、乳腺超声等。

五、哺乳期乳腺炎怎么治疗?

哺乳期乳腺炎的治疗原则：充分休息的前提下不中断母乳喂养，并有效地排空乳汁，可使用抗生素或止疼药物。已经形成乳腺脓肿的情况，则需要专业医生进行脓肿切开引流，将脓液排出。

（一）局部治疗

1. 乳房按摩

正确有效的乳房按摩可以刺激泌乳反射，排出淤积的乳汁，保持乳管的通畅，以减轻乳房肿胀。如果乳房严重水肿，应避免直接在水肿区域按摩，可以在乳房其他无肿胀区域，沿着乳腺导管走向进行适当力度的按摩，保持乳腺导管通畅，达到刺激泌乳反射的目的。按摩时，避免暴力按压，以免增加乳腺组织损伤和水肿。

2. 物理治疗

推荐使用电动吸乳器，佩戴尺寸合适的吸乳护罩，通过刺激泌乳反射促进乳汁的排出。吸乳时，将吸乳护罩放置在正确的位置，先调节泌乳模式刺激泌乳，然后调节到合适负压，保证优质的吸乳效果。这种方法适用于所有哺乳期患者，对于中央区严重水肿者不适用，因为吸乳护罩会压迫中央区加重局部组织水肿。使用过程中注意吸力要适度，每次吸乳时间不宜过长。

3. 炎症区域药物治疗

湿敷可以减轻疼痛和肿胀，使用25%硫酸镁进行湿敷，每次20分钟，每日3次；也可使用3%高渗盐水进行湿敷，每次20分钟，每日3次。还可以使用中药外敷，如意金黄散加蜂蜜调成糊状，均匀涂抹在纱布上，制好的如意金黄散敷贴于患处，每日1次。此法适用于急性炎症型及脓肿型患者，对如意金黄散过敏或局部已有皮疹、皮肤破损者禁止使用。

4. 手术治疗

当乳腺炎发展到脓肿阶段，常规手术治疗方法：①手术切开引流；②麦默通乳腺微创旋切；③小切口置管负压引流持续冲洗（VSD）；④穿刺抽脓。

（二）全身治疗

1. 抗生素治疗

乳头皲裂伴感染，症状轻微的乳腺炎，经保守疗法没有改善，或是病情进展快，局部明显红肿、压痛，体温高于38.5℃，乳汁培养明确存在致病菌，应使用抗生素进行治疗。

2. 支持性治疗

对于高热、出汗、疼痛的患者，可给予退热、补液、镇痛等对症治疗，以减轻患者的不适感。同时还要注意产妇的情绪调节，产后抑郁和焦虑也是乳腺炎形成的诱因之一，家人要给予足够的关心和支持，帮助产妇缓解心理压力。

六、如何预防哺乳期乳腺炎?

（1）充分的休息与合理饮食：保持充足睡眠，避免情绪焦虑紧张和过度劳累，良好的心情有助于早日康复。营养均衡，多吃富含蛋白质、维生素的食物，减少刺激性、油腻食物摄入，多饮水，有助于乳汁的分泌与排出。

（2）保持乳头清洁：每次哺乳前后用温水清洗乳头、乳晕，勤换内衣，或者使用防溢乳垫。哺乳结束后涂抹乳头膏预防乳头皲裂，有伤口时应尽早处理。

（3）正确的哺乳姿势：指导正确的含接方式、哺乳姿势，这样更有助于乳汁排空。乳汁量多或喂养次数少时，不建议过度使用吸乳器，适当手法排乳。养成婴儿不含乳头睡觉的习惯。

（4）乳房避免遭受外伤：避免婴儿踢打，睡觉减少侧卧，避免乳房被挤压，从而引起乳房肿胀。

（5）学会正确检查乳房的方法：对乳管闭塞、乳管慢性炎症者，发现乳房局部皮肤发红、皮温升高，伴有硬结、疼痛形成，应及时进行疏通，保持排乳通畅。

七、非哺乳期乳腺炎怎么治疗?

主要包括药物治疗和手术治疗两种方式。

（一）药物治疗

（1）抗生素治疗：在急性炎症期，通常采用广谱抗生素联合使用，以控制感染。治疗周期较长，但疗效不确切。

（2）抗炎治疗：可以使用中长效或短效糖皮质激素，如泼尼松等，用于炎症急性期的治疗。

（3）抗分枝杆菌治疗：对于由非结核分枝杆菌引起的乳腺炎，需要定期监测肝肾功能，并使用特定的抗分枝杆菌药物。

（4）免疫抑制剂：如氨甲蝶呤和巯唑嘌呤，用于治疗反复发作或病情严重的患者。

（5）其他药物：降低泌乳素水平的药物、抗雌激素类药物以及中医中药等。

（二）手术治疗

手术治疗是治疗非哺乳期乳腺炎的首选方法，特别是当已形成乳房脓肿或反复发作形成窦道时。

（1）炎性肿块切除：彻底清除病变组织。

（2）主导管切除术：扩张导管，减少复发。

（3）窦道切除：处理脓肿或窦道。

（4）乳头内陷矫正：对于乳头内陷的患者，手术可以帮助矫正。

手术治疗的同时，可能还需要配合乳房的美容整形手术，以保持乳房的外观。

非哺乳期乳腺炎虽然治疗较为复杂，但通过合理的治疗，可以有效控制病情，减少复发。如果症状持续或加重，建议及时就医。

八、如何预防非哺乳期乳腺炎？

（1）保持良好的生活习惯，规律作息，少熬夜，保持好心情，增强自身抵抗力；避免吸烟及二手烟；控制体重，避免超重 / 肥胖；合理饮食，保持营养均衡，少食高热量、高脂肪食物，多食用富含蛋白质的食物。

（2）乳头内陷患者，平时应保持乳头、乳晕区的清洁，必要时可采取适当的手术等方式进行乳头内陷矫正。

（3）慎用避孕药，减少含激素类药物或补品的摄入。

（4）保护好乳房，避免意外的撞击及钝性外伤，尽量选择舒服的纯棉内衣，避免紧身衣物对乳房造成压迫。

（5）既往有高催乳素血症、垂体瘤病史者，定期复查催乳素水平，如有异常及时就诊治疗，减少激素变化对机体的影响。

（6）高危人群应定期体检，并做好乳房自查，及早发现病灶，尽早治疗。

九、如何科学催乳？

母乳是公认的新生儿最优质的天然营养食物，其成分达300多种，囊括婴儿早期6个月需要的“所有营养”。

但是，受到体质、乳腺条件、喂养方式等多种因素影响，部分妈妈们的乳汁分泌不足，甚至无法满足宝宝的日常喂养需求。因为有些药物和食物会影响乳汁的分泌，所以催乳就是母乳达不到小儿需求时，专业人士通过科学的手法，来刺激母乳的分泌。

那么如何科学有效地催乳呢？

（一）提前做好喂奶前准备工作

乳汁分泌不足的妈妈，在哺乳前需要自己按摩一下乳房，包括乳晕、乳房周围的膻中穴和乳根穴。同时让自己不要焦虑，坚信自己的乳汁能满足孩子的需求。喂奶前洗干净双手后，找个舒服的地方坐下，之后按照下面的步骤进行：

（1）按揉膻中穴，膻中穴在人体正中线上，两乳头连线的中点，拇指以打圈的方式顺时针按揉 36 下，或者双手合十，两大拇指从膻中穴向上推 36 下。

（2）按揉乳根穴，乳根穴在乳房边缘乳头正下方，一手托起乳房，另一手食指按揉，两边交替进行。

（3）按揉完以后，一手托起乳房，另一手的除大拇指外的四指轻轻地从乳根向乳头的方向抚摸乳房，最后按摩乳晕。

整个按摩过程差不多 3 ～ 5 分钟，乳房非常娇嫩，按摩的时候注意力度要柔轻，让乳房做好充分的泌乳准备，等待宝宝吸吮时奶水的到来。

（二）掌握正确的衔乳姿势

正确的衔乳姿势非常重要。尤其是“吸奶技术”还不熟练的小宝宝，宝宝的舌头需要裹住乳头和乳晕的大部分，舌头垫在乳头、乳晕下方，而不是舌头顶着乳头，吃奶的时候摩擦乳头。如果宝宝吸吮姿势不正确，一定要及时地抽出乳头，让宝宝重新吸吮、衔接，慢慢地改正吸吮方式，才能让奶汁来得更快，持续得更久，乳汁才能填饱孩子的肚子。

（三）不需频繁喂奶

喂奶很累，吃奶也很累。虽然增加喂奶的频率能够促进母乳的分泌，但妈妈的休息和睡眠时间同样重要，这直接影响乳汁的质量和产量。睡眠是身体恢复和激素调节的重要过程，良好的睡眠有助于促进乳汁的分泌。妈妈应该根据自己的身体状况和婴儿的需求来合理安排喂奶时间，在确保婴儿有足够母乳供应的同时，保证自己得到充足的睡眠和休息。

（四）充足的营养摄入

保证产妇摄入足够的蛋白质、维生素和矿物质。可以多食用富含蛋白质的食物，如瘦肉、鸡蛋、牛奶、豆腐等，同时搭配新鲜蔬菜和水果，以提供全面的营养支持。哺乳前1小时多喝一些汤汁，如鲫鱼汤、花生猪蹄汤、排骨汤等，有助于乳汁的分泌。

（五）避免使用抑制乳汁分泌的食物和药物

避免食用韭菜、麦芽等可能抑制乳汁分泌的食物。在医生的指导下，合理使用药物，避免使用可能对乳汁分泌产生负面影响的药物。

十、乳腺结节可以通过按摩消除吗？

乳腺结节包括良性结节和恶性结节。对于良性结节，按摩可能不会促进其消失，但也不会导致病情恶化，可以作为辅助治疗手段。对于恶性结节，按摩是绝对不可取的，这可能会增加癌细胞的生长和扩散，对患者的生命造成威胁。因此，一旦发现恶性乳腺结节，应立即就医，接受专业的手术治疗和综合治疗。

总结来说，乳腺结节不能靠按摩消除。在发现乳腺结节时，建议及时就医，接受专业的诊断和治疗。

十一、乳腺结节可以通过吃中药散结吗？

首先要看引起乳腺结节的原因，是乳腺组织良性增生，还是乳腺恶性病变。

如果是乳腺良性增生，是可以吃中药散结的，如口服乳癖消、乳核散结片、逍遥丸等，这些中药的功效主要是疏肝理气、活血化瘀、软坚散结，也可以根据患者个体情况辨证开药。

如果是乳腺恶性病变，则不能单纯靠中药散结，需要及时综合治疗。中药可以在一定程度上辅助调理身体、减轻治疗的副作用，但不能替代主要的治疗手段。

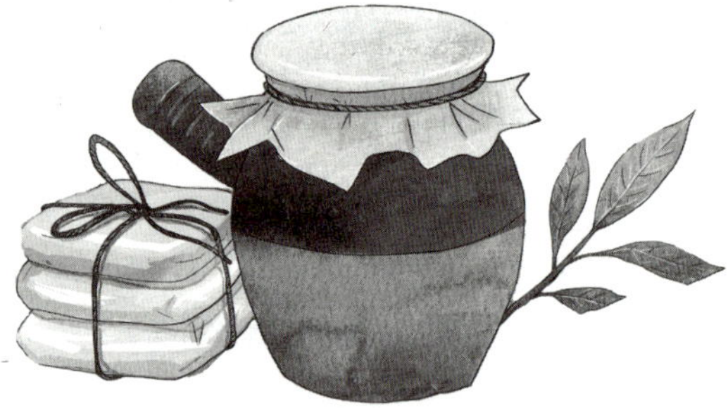

十二、乳腺结节有哪些治疗措施？

乳腺结节的治疗措施主要取决于结节的性质和患者的具体情况。如果是良性的乳腺结节，如增生性、炎性的结节，可先进行中医药方面的治疗，如口服中药、针灸治疗、乳腺穴位敷贴等，能有效促进血液循环、消除淤积、疏通经络。如无缓解，可考虑手术治疗，根据结节的大小和位置可选择微创旋切或传统手术切除。如果是恶性乳腺结节，首选手术治疗。

十三、如何预防乳腺结节？

乳腺结节的出现与多种因素有关，其中包括情绪因素、饮食习惯、运动锻炼和其他因素。

（1）情绪因素：在中医理论中肝主疏泄，与乳腺结节的出现有非常密切的关系。正常情绪对于乳腺健康非常重要，因此要避免情绪过激或长期抑郁。要保持良好的情绪稳定，用乐观、积极向上的心态面对自己的生活。

（2）饮食习惯：饮食宜清淡，避免辛辣刺激性食物，多吃新鲜蔬菜和水果，少吃油腻食物和高脂肪食物。

（3）运动锻炼：坚持锻炼，参加户外活动，调整身体的内分泌水平，改善个人体质。运动有助于血液循环，可以起到缓解和改善乳腺结节的作用。

（4）其他因素：控制体重，避免肥胖。不抽烟，不过度摄入酒精、补品、咖啡等。

十四、乳腺微创旋切是什么？

乳腺微创旋切的全称是真空辅助空心针微创旋切，它主要由旋切刀和真空抽吸泵两大装置组成，可对乳腺可疑病灶进行重复切取，以获取乳腺的组织学标本，为良性肿瘤的微创切除提供了技术基础，也为乳腺癌诊断提供了活检技术的保证。此术式是在高频彩色超声引导下，确定病变部位，在乳腺隐蔽部位或自然纹线处取 3mm 左右的微切口，旋切针进入并贴附在病灶上，逐层切割，并通过负压吸引，将病灶组织随旋切针吸出体外。整个手术过程显示在电脑屏幕上，一般 30 分钟左右即可完成。

乳腺微创旋切运用巧妙的技术完成单个或多个肿块的切除，术后无须缝合，不留瘢痕，仅在乳房上遗留米粒大小的痕迹，完美避免了乳腺外观的损坏。同时还避免了切开皮肤、皮下组织和正常腺体，组织损伤小，恢复快，为广大爱美的女性患者送来了“福音”。

十五、乳腺微创旋切的适应证有哪些?

虽然乳腺微创旋切技术深受广大女性喜爱，但是很遗憾，并不是所有患者都能进行此项治疗，它也存在一定的适应证，必须满足以下几点要求。

（1）单发或多发的直径≤ 3cm 的乳腺良性肿物，如纤维腺瘤、结节、不对称密度的乳腺良性病变区域、多灶性病变及伴有微小钙化的良性肿物。

（2）超声可见的乳腺可疑病灶活检。

（3）对触诊不可触及的乳腺深部的结节性病灶。

十六、乳腺微创旋切术后如何饮食才正确?

做完乳腺微创旋切术后患者应该如何进食，是患者通常询问的问题之一。

其实术后饮食并没有非常严格的要求，只需清淡饮食即可，康复期间禁饮酒及禁辛辣、刺激、煎炸、高脂肪等重口味食物，同时尽可能避免雌激素含量偏高的食物，如蜂王浆、胎盘、紧急避孕药等。

十七、乳腺穿刺活检有必要做吗?

临床中我们发现，经常有患者询问为什么怀疑乳腺肿块是恶性的不是第一时间安排手术切除，而是先做穿刺?

当 B 超或者其他影像检查提示 BI-RADS 分级 4 级及以上的结节，提示存在恶性的可能性，一般情况下医生会建议进行穿刺活检，主要目的有以下两点。

第一，穿刺可以明确肿块的性质。医生根据结果来制定最佳手术方案，避免二次手术的发生。良性和恶性乳房肿块，其手术方式是完全不同的，当穿刺结果为良性，较小的肿块可以选择微创手术，较大的肿块可手术切除；而当穿刺结果是恶性时，就需要制定乳腺癌根治切除术、腋窝前哨淋巴结活检等相关手术。因此，如果不做穿刺，手术方式该如何选择？如果按良性结果进行手术，当病理为恶性时，患者又需要做第二次手术；如果按照恶性结果制定手术方案，患者需额外承受如此大的创伤，无论哪种方式对患者来说都是“雪上加霜”。

第二，穿刺不仅可以定性，还可以分型。不是所有患者都适合直接手术。乳腺癌被细分为 4 种类型，不同类型后续治疗方案不尽相同。对于肿块较大（＞5cm）或者伴有淋巴结转移的乳腺癌，可以利用穿刺标本进行免疫组化测定，根据 ER、PR、HER2 和 Ki67 四项指标对乳腺癌进行分型，三阴型（ER，PR，HER2 皆为阴性）、HER2 阳性型（HER2 阳性）的乳腺癌类型或有保乳意愿的患者，建议先行新辅助治疗（即先行化疗或靶向治疗）再行手术。目的：一方面，通过新辅助治疗缩小肿瘤，达到肿瘤降期的目的；另一方面，可以通过新辅助治疗评估肿瘤对常规治疗方案的疗效，从而指导后续是否需要强化治疗。

因此，术前进行穿刺活检可以帮助医生制订科学合理的治疗方案，让广大患者获得最佳治疗效果。

十八、乳腺癌的高危人群有哪些？

理论和实践研究发现，下列女性人群具有较高的乳腺癌发生风险：

1）有乳腺癌家族史。

（1）至少有 2 位直系亲属既往患乳腺癌。

（2）至少有 1 位直系亲属携带已知致病性 *BRCA1/2* 基因突变。

（3）直系亲属中有遗传性肿瘤综合征，这个家族就属于特别危险人群。

2）未生育或首次生育年龄超过 35 岁。

3）月经初潮较早（早于 12 岁）及绝经过晚（晚于 55 岁）。

4）身体比较肥胖（体重指数 BMI $>$ 28kg/m^2）。

5）不健康的饮食习惯。

（1）高脂肪食物或者动物性脂肪摄取量过多。

（2）吸烟及酗酒，摄入大量酒精既可升高雌激素水平，又可增强细胞膜对致癌物的通透性，增加乳腺癌的发病风险。同时，吸烟及饮酒也可导致乳腺癌患者对侧乳腺的发病风险，尤其吸烟支数每天大于 10 支者。

6）曾有盆腔、乳腺部等病变并做过肿瘤手术或者术后发生转移复发的。

7）身体长期置于 X 线或其他放射性治疗的光线中。

8）长期足量使用外源性雌激素，如避孕药或激素替代治疗者。

9）精神压抑者。

综上所述，乳腺癌的高危人群涉及多个方面，包括遗传、生殖与内分泌、生活习惯与环境等多种因素。对于高危人群应更加重视乳腺癌的预防和早期筛查工作，以降低其发病风险。

十九、如何预防乳腺癌发生？

（一）乳腺癌的一级预防：病因预防

（1）积极治疗乳房良性肿瘤：如乳腺增生、乳腺纤维腺瘤等。如果有乳房良性肿瘤，应在医生指导下积极治疗，定期随访，以减少乳腺癌的发生。

（2）合理饮食：避免过多摄入高脂肪、高动物蛋白食物，多食用含有丰富纤维、低脂肪、低动物蛋白的食物。①每日饮食摄入≥ 30 g 的膳食纤维；②每天摄入≥ 400 g 非淀粉类蔬菜和水果，同时增加豆制品摄入；③适量摄入优质蛋白质；④限制高糖、高脂的精加工食物摄入，如快餐、含糖饮料；⑤每周红肉摄入控制在 350 ～ 500g，尽量少食用加工肉类。

（3）保持乐观情绪：中医认为，乳房是肝经所至，七情内伤、肝郁气滞是乳腺病发生的主要原因之一，平时避免精神压力过重、焦虑等不良情绪的影响。

（4）养成良好的生活方式：坚持运动，规律作息，不熬夜。积极地运动锻炼能提高机体免疫力，降低体脂率。有研究证明，运动可以降低乳腺癌细胞的生存、增殖以及侵袭能力。应积极、尽早、坚持体育锻炼，尤其是在上午 8—10 点进行中度及以上强度的运动锻炼，并保证每周的锻炼时长。锻炼除了能直接预防乳腺癌外也能保持健康的形体，减少因为肥胖引起的乳腺癌风险，尤其对乳腺癌高危人群意义更大。

（5）戒酒：酒精是促进乳腺癌发生的危险因素。

（6）育龄期女性：避免晚婚、晚育，哺乳期尽可能使用母乳喂养婴儿。

（7）学会乳腺自查技巧：观察乳房肿块或肿块变化，观察乳头及乳房皮肤变化。40 岁以上女性定期乳腺体检。

（8）有乳腺癌家族史：需做乳腺癌基因检测，采取早期预防措施。

（9）减少放射线照射，特别是因胸部疾病而多次做乳腺钼靶检查或长期放疗者，乳腺癌发病率比一般人高，平时应避免此类行为。

（10）更年期或绝经期后妇女尽量避免使用雌激素。

（11）尽量减少长期避孕药物的使用。

（二）乳腺癌的二级预防：早发现、早诊断、早治疗

（1）早发现：①乳房自我检查；②积极参加各种乳腺疾病筛查；③定期体检。

（2）早诊断：常用检查方法包括乳腺 B 超、乳腺钼靶、乳腺 MRI 和病理活组织检查。

（3）早治疗：一旦确诊，应立即进行规范化治疗。

（三）乳腺癌的三级预防：规范化的临床治疗

针对已明确诊断的乳腺癌患者，应积极进行综合治疗，定期复查，防止复发和转移。

（四）手术预防

手术预防乳腺癌是指针对特定的乳腺癌高风险人群进行双乳预防性切除、双侧输卵管－卵巢预防性切除、对侧乳房预防性切除等，NCCN 建议在乳腺癌的高危人群中，可以考虑进行手术干预，尤其是 *BRCA1/2* 突变基因的携带者。手术预防作为终极措施，需要专科医生进行全面评估后方可进行。

二十、避孕药与乳腺癌之间有关系吗？

（一）复方口服避孕药（COC）与乳腺癌

COC是目前全球范围广泛使用的高效避孕方法之一，是含有低剂量雌激素和孕激素（与女性体内天然的雌激素和孕激素相似）的复合甾体激素制剂。COC使用情况与乳腺癌的风险关系，不同研究结论不一致。大多数研究的结论认为，无论近期还是以前使用过COC，乳腺癌的发生率均与同龄的未使用者无明显差异或仅轻微增加。长期使用COC的妇女中，乳腺癌的发生率也未增加或仅轻微增加。即使在那些显示使用COC的妇女乳腺癌发生率轻微增加的研究中，这种风险也会在停用COC十年内逐渐消失。有乳腺癌家族史的妇女，使用COC后，其乳腺癌的发生率并未进一步增加。总之，COC不增加或仅轻微增加乳腺癌的发生风险，对有乳腺癌家族史的妇女，根据WHO“避孕方法选择的医学标准”，也可以合理选择使用COC，在使用的过程中，需定期随访。

（二）一般避孕药与乳腺癌

若第一次服用后再间隔若干年服用，不增加乳腺癌的危险性，但持续服用或近期服用者则增加危险性，在35岁以前服用的比35岁以后服用者乳腺癌的发病率要高。

二十一、得了乳腺癌，可以进行中医治疗吗？

可以进行中医治疗。中医治疗可以缓解由乳腺癌引起的症状，提高生活质量。乳腺癌患者由于术后需要接受放疗、化疗等治疗方式，容易出现睡眠障碍、恶心、呕吐、食欲不振等症状。加之乳房作为女性重要性特征，切除后会使患者产生自卑感与焦虑感，严重时还会导致患者排斥与他人交流，不愿融入社会，从而使患者生活质量降低。通过中医特色治疗对患者进行护理，一方面可以帮助患者树立战胜疾病的信心，通过调节饮食习惯，能显著提高机体免疫力，保持充沛精力；另一方面对患者实施中医护理技术能够有效减少术后并发症，减轻不适感，促进患者康复，有效缓解患者不良情绪，帮助患者早日回归正常生活。

二十二、乳腺癌术后还会复发转移吗?

癌症复发指的是在初始治疗一段时间后再次出现，这种复发间隔长则数十年，短则数月。虽然最初的治疗旨在消灭所有癌细胞，但也有少数癌细胞可能逃避了治疗而存活下来。据报道，我国女性乳腺癌患者的复发率达 5% ～ 30%。这些未被发现的癌细胞增殖后会引起复发性乳腺癌，可能出现在初始癌症部位（局部复发），也可能扩散到身体的其他部位（远处复发）。虽然癌症复发在治疗过程中是很难避免的，但伴随医学技术的不断进步与发展，越来越多的癌症患者病情得以有效控制，寿命得以延长。

二十三、新辅助化疗是什么?

新辅助化疗是指在实施局部治疗方法（如手术或放疗）前所做的全身化疗，多用于Ⅲ期病例。目的是缩小肿瘤、提高手术成功机会及探测肿瘤对药物的敏感性。

二十四、乳腺癌术后为什么要化疗?

乳腺癌的治疗通常是综合治疗，术后化疗与其他治疗相互结合，能有效杀灭身体内残余的肿瘤细胞，降低术后复发和转移的风险，提高患者长期生存率。

二十五、乳腺癌术后为什么要放疗？

放疗是乳腺癌综合治疗中不可缺少的手段之一，其目的是清除残余癌细胞、处理淋巴结区域、降低局部复发率和提高患者长期生存率。

二十六、乳腺癌内分泌治疗是什么？

内分泌治疗是指通过调节激素水平或靶向激素受体来抑制肿瘤生长和转移的治疗方法。内分泌治疗作为乳腺癌全身治疗的主要手段之一，是干预雌激素信号轴的主要手段，在乳腺癌治疗中具有极其重要的地位。目前，乳腺癌内分泌治疗主要指药物治疗，如抗雌激素药物（如枸橼酸他莫昔芬、托瑞米芬、氟维司群）、芳香化酶抑制剂（如来曲唑、阿那曲唑）、促黄体生成素释放激素激动剂、卵巢去势药物（luteinising-hormone releasing hormone，LHRH）（如戈舍瑞林、醋酸亮丙瑞林）、雄激素和孕激素。

内分泌治疗在 ER、PR 阳性的乳腺癌患者的治疗中不可或缺，其目的是抑制、去除、干扰雌激素的作用，从而延长患者生存时间并保持较好的生活质量。

二十七、乳腺癌患者康复期如何进行有效功能锻炼？

乳腺癌术后经常会发生患侧上肢功能障碍，主要表现为腋下淋巴水肿、上肢肩关节功能障碍、上肢肌力下降、运动后迅速出现疲劳及精细运动功能障碍等。正确的功能锻炼对于恢复患者患肢功能和消除水肿至关重要。

乳腺癌术后康复锻炼的方法：

（1）术后24小时内活动手指及腕部，可做伸指、握拳、屈腕锻炼，每日4～5次，每次3～4遍。

（2）术后1～3天进行前臂的屈伸运动，逐渐过渡到肩关节的小范围前屈、后伸运动，每日2～3次，每次3～4遍。

（3）术后4～7天鼓励患者用患侧手洗脸、刷牙、进食等，并做患侧手摸同侧的耳朵和对侧肩膀的锻炼。

（4）术后7天开始指导患者进行肩关节锻炼，以肩部为中心，前后摆臂。术后10天指导患者做手指爬墙运动（每天标记高度，逐渐递增，直至患侧手举过头）、梳头（患侧手越过头顶梳对侧头发，扪对侧耳朵等锻炼），术后3周做肩部旋转。

（5）术后4周（出院后）指导患者在家务劳动和日常工作中有意识地进行功能锻炼，增强患肢的力量，直至患者上肢功能完全恢复。

（6）出院后坚持功能锻炼，定期复查。

功能锻炼原则：应循序渐进，不要操之过急，适时而止，必要时根据患者具体情况酌情给予个体化功能锻炼指导，防止意外损伤，特殊情况患者应酌情减少或延缓锻炼时间。

第十八章　乳腺疾病患者备孕期与妊娠期

一、乳腺疾病患者备孕前注意事项有哪些?

社会对乳腺疾病的误解和忽视，导致患有乳腺疾病的育龄女性一方面对生育急切希望，另一方面又恐惧怀孕对自身和宝宝带来的影响。本章节主要对乳腺疾病患者进行孕前知识指导。

(一)专业规划，合作共赢

乳腺疾病患者有怀孕计划时，一定要在治疗前与医生进行沟通，对于乳腺疾病患者而言，影响怀孕的主要因素在于各种治疗、药物以及检查对其生育能力所造成的不同程度的损害。有生育意愿的患者，要在完成规范治疗的同时最大限度地保护生育能力。通过专业团队来制定符合个人意愿方案，最大限度地减少母亲和胎儿的风险，最大限度地对卵巢进行保护。病情严重损害较大者还可以采用辅助生殖技术。

(二)细致检查，防范风险

乳房检查主要是医生通过视诊(看)及触诊(摸)，评估乳房是否有肿块、乳腺增生或乳头内陷等异常体征，配合乳腺检查三驾马车——B 超、钼靶、MRI，可以让医生更完全了解乳房现况，确定怀孕准备时机。

研究表明备孕期间和孕早期女性应当进行乳腺查体和超声检查，对于乳腺癌高危女性甚至应当在孕前进行乳腺钼靶检查。乳腺钼靶检查过程中释放低剂量射线，可以使用腹部铅屏障进行保护，但注意怀孕前每年进行乳腺钼靶检查不超过1次。乳腺钼靶检查或超声检查发现病变但不能确定其性质时，可以考虑采用MRI进一步检查。

（三）发现异常，及时处理

通过专业检查做好充足准备，减少孕期乳房发生症状加重和产生不良影响。对于乳腺良性病变，无明显症状时，可密切观察，定期复查；若症状明显需进行手术治疗，则治疗后常规3个月可以怀孕；对于乳腺恶性肿瘤，建议先行规范化治疗，后续根据病情和治疗选择合适的备孕时机。

二、乳腺疾病患者妊娠期注意事项有哪些？

（一）乳腺增生

这是一种正常的生理表现，孕产期乳腺增生向恶性转变的概率很低。孕前乳腺增生是一种自愈自限性疾病，无症状者可不用治疗，若肿块较大，可用中药调理以减轻症状。孕期乳腺在雌激素、孕激素的刺激下会进一步增生，这是正常的生理现象，因为要为哺乳做准备。如果增生严重，可用采用乳腺热敷和按摩的方法进行调理。

（二）乳腺纤维腺瘤

在孕前期已诊断明确的纤维腺瘤（直径大于1cm、可触及，经B超明确诊断的乳腺肿物），建议在孕前半年内手术切除。因为孕期随着雌激素、孕激素、黄体酮等激素的改变，很多患者会出现纤维腺瘤增大的情况。应对这种情况，一是手术治疗，一般推荐在孕前对较大的单发纤维腺瘤进行切除，或在妊娠 4 ～ 6 个月进行纤维腺瘤的切除；二是定期随访，妊娠过程中每 2 ～ 3 个月进行一次乳腺 B 超，与孕前 / 孕初期的影像资料进行对比，持续观察腺瘤的情况，从而决定下一步的处理。

（三）乳腺囊肿

乳腺囊肿是女性常见的乳腺疾病之一，发生于青春期以后的任何年龄阶段。乳腺囊肿本质上既不是炎症，也不是肿瘤，是乳腺正常组织结构的紊乱。怀孕后乳腺囊肿患者在饮食上要特别注意，因为乳腺囊肿的发病原因与卵巢功能以及内分泌失调有关。因此，女性妊娠期间应注意合理饮食，防止肥胖，少吃油炸食品、动物脂肪、甜食等。要多吃蔬菜和水果，多吃粗粮。另外，愉悦的心情和强大的抵抗力也是预防乳腺囊肿的关键。

（四）乳头内陷

一些女性本身就有乳头内陷，在孕期这种情况可能会进一步加重，如不及时处理，可能会导致产后不能哺乳。但是，90% 的女性的乳头内陷都是假性的，完全可以通过按摩和手法提拉使乳头内陷得以纠正。孕期，由于乳腺导管的分裂和拉长、乳腺小叶的分裂和增殖，在这个时候进行乳头内陷的矫正，能更好地达到纠正乳头内陷的功效。当然，真性乳头内陷的女性，注定产后不能哺乳，在经过尝试性母乳喂养失败后应该及时断奶，选择其他的喂养替代品，不必勉强非得母乳喂养，这样反而会增加得急性乳腺炎的风险。

三、乳腺疾病患者哺乳期注意事项有哪些?

(一)哺乳与乳房管理

(1)观察乳房状态：在哺乳前，用手轻轻触摸乳房，检查是否有肿块、硬结或明显的疼痛感。如有异常，应及时就医，并在医生指导下决定是否继续哺乳。

(2)正确哺乳姿势：确保哺乳姿势正确，避免乳头受到摩擦或挤压，以减少乳头损伤的风险。抱起婴儿时，乳房应与婴儿口部对齐，使婴儿能够顺利吸吮。

(3)及时排空乳房：每次哺乳后，尽量让婴儿吸空乳房，或使用吸奶器辅助排空，以避免乳汁淤积，这是乳腺炎的主要原因之一。

(4)保持乳头清洁：哺乳前后用温水和无刺激性的清洁剂清洗乳头，并轻轻拍干，以减少病原微生物的侵入。

(二)生活习惯与饮食调整

(1)避免过度劳累：合理安排休息和活动，避免过度劳累导致免疫力下降，从而增加乳腺炎的风险。

(2)保持良好的心态：学会放松，保持积极乐观的心态，有助于提高免疫力，预防乳腺炎的发生。

(3)合理饮食：尽量选择膳食纤维和维生素含量高的食物，如新鲜的蔬菜和水果，避免高盐、高油、高脂肪的食物，这些食物可能使奶水浓稠，不易排出。

(4)穿着舒适：选择舒适宽松的哺乳内衣，避免穿戴过紧或带有钢丝的胸罩，以减少对乳房的压迫和摩擦。

（三）定期检查与就医

（1）定期检查乳房：定期检查乳房是否有异常变化，如红肿、疼痛、硬块等。

（2）及时就医：如果哺乳期出现乳腺炎症状，如乳房红肿、疼痛、发热等，应及时就医，遵循医生的指导进行治疗。

四、乳腺癌患者还能怀孕当妈妈吗？

很多乳腺癌患者认为癌症本身及其相关的治疗会对宝宝和自己有非常大的影响，在渴望当母亲和害怕带来伤害之间徘徊。研究发现，与未妊娠的乳腺癌患者相比，乳腺癌后妊娠的女性甚至有更高的存活率，可能存在“健康母亲效应”，即判断自己预后良好的患者更倾向于选择妊娠。

目前的研究显示，对于年轻且预后好的患者，生育是安全的、可以考虑的，其他乳腺癌患者可以保存生育力，选择合适时机备孕。重要的是了解常用治疗方案对患者生育能力的影响。

（一）手术治疗

乳腺癌的手术包括乳腺切除手术、区域淋巴结清扫及对雌激素依赖性乳腺癌患者的卵巢切除手术等，其中卵巢切除手术会永久性地剥夺乳腺癌患者的生育能力。目前临床医生多采用药物替代卵巢切除手术，为患者治疗后生育奠定基础。

（二）化疗

化疗是乳腺癌临床综合治疗的一种重要方法，如环磷酰胺为代表的烷化剂就有着很大的卵巢毒性作用，可能会导致卵巢功能早衰。医生在化疗前会向患者指明化疗可能带来的生育风险，选择性地推荐患者采取保存生育能力的策略。

（三）放疗

对于行保乳手术及具有高复发风险的乳腺癌患者，放疗是必须进行的治疗方案。放疗主要针对乳腺局部，少部分放射线通过对肌肉和血流的改变辐射到盆腔影响卵巢和子宫。盆腔接受放射剂量达 20Gy 以上时，可能导致卵巢功能早衰，因此放疗期间要应避免怀孕及获取卵母细胞。

（四）内分泌治疗

内分泌治疗是激素受体阳性乳腺癌患者综合治疗的重要组成部分。对于雌激素受体 / 孕激素受体阳性乳腺癌患者，长达数年的内分泌治疗能显著地改善预后。长期用药会对女性生殖器官产生不良影响。对于年龄超过 35 岁的患者，在 5 年以上内分泌治疗结束时往往已错过最佳受孕时机。

（五）中药

有部分患者愿意采用中医疗法预防或治疗乳腺癌，对于中药是否影响生育力目前还缺乏相关的研究，准备怀孕的乳腺癌患者还是应该慎重使用。

总体而言，乳腺癌患者怀孕和生育都是相对安全的。如果乳腺癌患者有生育需求，应在专业医生的指导下进行。

五、乳腺癌患者保存生育能力的方法有哪些？

90% 乳腺癌患者有生育需求，但目前乳腺癌患者治疗后妊娠率较低，主要与化疗药导致卵巢功能受损程度与患者年龄、化疗类型、剂量、持续时间有关。部分患者采取的内分泌治疗无生殖毒性，但内分泌治疗需持续 5 ～ 10 年，患者的卵巢功能随着年龄增长而持续降低。因此，建议有生育需求的乳腺癌患者，在接受抗癌治疗前进行生育力保护，并且生育力的保存不增加乳腺癌复发率与死亡率。

1. 胚胎冻存 / 卵母细胞冻存

胚胎冻存是目前世界公认的一种成熟的生育力保护方法，涉及卵母细胞获取、体外受精和冻存胚胎。妊娠率和活产率取决于患者的年龄和冻存胚胎数量。卵母细胞数量是决定妊娠成功与否的关键，一般认为至少需要 15 个卵母细胞才可能获得 50% 成功妊娠的机会，必要时进行促排卵治疗或多个周期超促排卵。

2. 卵巢组织冻存与移植

卵巢组织冻存是一种运用低温生物学原理冷冻保存卵巢组织的生育力保护方法，此方法的优势可以保护卵巢内分泌功能，又不依赖月经周期，无须超促排卵，是目前保护生育力具有前景的方法之一。我国首部卵巢组织冻存移植专家共识，对卵巢组织冻存患者的筛选、评估、适应证，卵巢组织的取材，卵巢组织移植的时机、冻存组织的复苏与移植等有非常明确的要求，需要到规范的医疗中心进行该项操作。

3. 卵巢保护

很多乳腺癌患者更重视如何保护卵巢免受化疗损伤，特别是放疗、化疗后。目前市面上保护卵巢采用口服或经皮途径补充天然雌激素、孕激素等，但对于乳腺癌患者，一定要注意，雌激素是禁忌证，可以服用不含雌激素的植物药或中药缓解症状。还有研究表面促性腺激素释放激素激动剂对于乳腺癌患者的卵巢保护有一定的作用，但还需要大量研究来证实。

六、乳腺癌患者什么时候怀孕最安全?

越来越多的证据显示乳腺癌患者妊娠后并不会增加患者肿瘤复发和死亡的风险，还有可能延长生存期，选择正确的怀孕时机很重要，以下情况下可以进行怀孕准备:

（1）乳腺原位癌患者手术和放疗结束后。

（2）淋巴结阴性的乳腺浸润性癌患者手术后 2 年。

（3）淋巴结阳性的乳腺浸润性癌患者手术后 5 年。

（4）需要辅助内分泌治疗的患者，在受孕前 3 个月停止内分泌治疗（如戈舍瑞林、亮丙瑞林、他莫昔芬等），直至生育后哺乳结束，再继续内分泌治疗。

生育计划执行前需综合考虑自身健康、生育指导、家庭支持及经济因素的影响。在专业合理的治疗方案加持下，掌握充足的专业知识可以减少因未知造成的心理恐慌，提高整个孕程生活质量。

七、乳腺癌患者妊娠期间如何进行抗肿瘤治疗?

乳腺癌患者妊娠期间诊疗需兼顾母亲的疗效和胎儿的安全，应通过多学科讨论、结合患方意愿确定诊疗方案，并将多学科协作和患方知情同意贯穿全诊疗过程。治疗过程中，应开展乳腺科为主导、产科医生密切配合、相关科室参与的多学科个案管理模式。而当孕妇或胎儿接受产科治疗的必要性高于乳腺癌治疗时，则应采取产科为主导的管理模式。

1. 妊娠期间何时可以安全地进行化疗?

妊娠前 3 个月禁止化疗，因为化疗仅在怀孕前 12 周与先天性畸形的风险增加有关。治疗延迟至妊娠中期（12 ～ 14 周后），使用一些化疗药物是安全可行的，对胎儿的益处应与产妇的风险相平衡。孕 35 周后或计划分娩前 3 周内不应进行妊娠期化疗，以避免分娩时增加母亲和新生儿的感染和出血风险，增加血液学并发症。

2. 在治疗妊娠期乳腺癌患者时是否需要调整化疗剂量？

妊娠期间应使用标准剂量，无须调整。孕妇比非孕妇分布体积更大。由于化疗部分由胎盘代谢，因此与未怀孕的患者相比，化疗的血药浓度峰值更低，清除速度更快。应使用实际体重计算化疗剂量。

3. 妊娠期妇女可以安全地进行放疗吗？

通常认为，妊娠期禁忌放疗。有研究表明，在做好胎儿防护的情况下，妊娠早、中期的患者可以接受放疗，不会造成胎儿畸形。但若为妊娠晚期，则放疗应延迟至分娩后进行。

4. 妊娠期间可以安全地使用免疫治疗吗？

免疫治疗，即免疫检查点抑制剂（ICIs），如抗程序性细胞死亡蛋白 1（PD-1）和抗程序性死亡配体 1（PDL1），应避免在妊娠期间使用，并推迟至分娩。

5. 妊娠期间使用粒细胞集落刺激因子（G-CSF）是否安全？

如有临床指征，G-CSF 可以在妊娠期间使用。

6. 止吐药和 / 或类固醇是否可以用于控制或预防妊娠期间化疗引起的恶心和呕吐（CINV）？

常用于预防和治疗 CINV 的昂丹司琼和类固醇可用于治疗妊娠期恶心和呕吐，并且被认为是安全的。妊娠期间类固醇的首选是甲泼尼龙或泼尼松。

八、生育后，是否会造成乳腺癌复发转移概率增加?

随着抗肿瘤治疗的进步，乳腺癌患者长期生存率得到改善。育龄期女性乳腺癌患者的生育需求不容忽视。

目前没有证据显示生育会降低乳腺癌患者的预后。多项研究表明，卵巢刺激和后续妊娠无论对于雌激素受体阳性或雌激素受体阴性乳腺癌患者均不会增加其肿瘤复发风险，亦不会增加 *BRCA1/2* 突变患者卵巢癌的发病风险。

最佳的妊娠时机目前仍不能准确预测，需要综合考虑乳腺癌患者的身体状况、肿瘤的病理特点和复发风险。建议乳腺癌患者尽可能在复发高峰年限过后再考虑妊娠。一般认为辅助化疗结束后 2 ～ 3 年可以考虑怀孕，但高风险患者或需要长期辅助内分泌治疗的患者，这一建议时间需延长至 5 年或更久。

九、乳腺癌患者可以哺乳吗?

没有证据表明母乳喂养会增加已完成乳腺癌治疗的女性的复发风险。

涉及乳晕或乳头复合体的手术将影响哺乳。如果患者接受了乳房切除术，婴儿可以从一只乳房获得足够的母乳。目前建议接受化疗的患者不要哺乳，因为母乳中可能含有化疗药物，并对婴儿产生细胞毒作用。在产后放疗期间，不建议哺乳或从接受治疗的乳房泌乳。

十、乳腺癌会遗传给孩子吗?

乳腺癌不会直接遗传给孩子，但会增加孩子患病的风险。遗传病是指遗传物质改变或致病基因控制的疾病。而乳腺癌是起源于乳腺上皮细胞的恶性肿瘤，具体病因尚不明确，可能与激素水平变化有关，因此乳腺癌不是遗传病，不会直接遗传给孩子。但乳腺癌具有一定的家族遗传倾向，具体表现为母亲如果患有乳腺癌，则孩子乳腺癌的发病率与常人相比较高，但不是一定会发病。

家族性乳腺癌的遗传基础主要与致病基因突变有关，目前已知的与家族性乳腺癌相关的致病基因主要包括 *BRCA1* 和 *BRCA2* 基因等。

对于有乳腺癌家族史的高危女性，开展 *BRCA* 基因及其他乳腺癌易感基因的检测十分必要。临床建议高危人群定期自查，开始筛查乳腺癌的年龄应比亲属确诊乳腺癌的年龄再早 10 岁，每 6 个月～ 1 年进行一次乳腺癌影像筛查，做到早发现、早诊断、早治疗。同时注意保持健康的生活方式，如规律运动、健康饮食、限制饮酒、合理睡眠等，可减少发病的机会。

参考文献

[1] 万学红，卢雪峰．诊断学[M].9版．北京：人民卫生出版社，2018.

[2] 陈孝平，汪建平，赵继宗．外科学[M].9版．北京：人民卫生出版社，2018.

[3] 李乐之，路潜．外科护理学[M].7版．北京：人民卫生出版社，2021.

[4] 马薇，金泉秀，吴云飞，等．乳腺增生症诊治专家共识[J].中国实用外科杂志，2016, 36(7):759–762.

[5] 王翠娟，王晓辉．乳腺囊肿的发病原因及治疗研究[J].中国实用医药，2018, 13(10):89–90.

[6] 姚金朋，郝玉芝，周纯武，等．乳腺复杂囊肿声像图特征分析及钼靶BI–RADS评估[J].中国超声医学杂志，2014, 30(7):592–595.

[7] 赵娟，刘璐，姜桐桐，等．乳腺癌化疗病人营养状况及干预研究进展[J].护理研究，2023, 37(1):93–97.

[8] 杨紫燕，余姜璇，俞国红，等．乳腺癌患者营养管理的证据总结[J].中华现代护理杂志，2023, 29(27):3703–3709.

[9] 林小霞，罗铭，柳思雨，等．营养风险筛查与QoR–40量表在乳腺癌快速康复外科中的应用[J].广东医学，2019, 40(12):1728–1731.

[10] 刘阳，杜松明，杨月欣．少量饮酒与女性乳腺癌关系的

Meta 分析 [J]. 营养学报 , 2017, 39(4):343–348.

[11] 袁学东 , 杨国玉 , 张建英 , 等 . 体重指数与三阴性乳腺癌预后的相关性研究 [J]. 临床和实验医学杂志 , 2017, 16(12): 1175–1177.

[12] 林丹丽 , 陈机琼 , 冯慧艳 , 等 . 血清性激素水平、体重指数与绝经后女性乳腺癌疾病进展的相关性分析 [J]. 吉林医学 , 2020, 41(1):38–40.

[13] 石汉平 , 凌文华 , 李薇 . 肿瘤营养学 [M]. 北京：人民卫生出版社 , 2012.

[14] 胡小翠 , 梁剑平 . 饮食营养与肿瘤预防和康复 [M]. 长沙：湖南科学技术出版社 , 2012.

[15] 冯晓慧 , 葛声 . 糖、膳食纤维与肿瘤 [J]. 肿瘤代谢与营养电子杂志 , 2014,1(3):31–34.

[16] 吴克瑾 , 陈青 , 刘荫华 . 中国妊娠期与哺乳期乳腺癌临床实践指南（2022 版）[J]. 中国实用外科杂志 , 2022, 42 (2): 146–150.